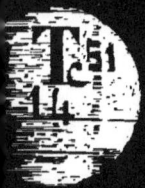

HISTOIRE

DE LA PROSTITUTION

DANS LA VILLE DE CLERMONT-FERRAND.

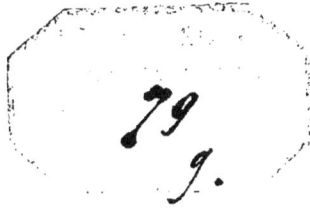

HISTOIRE

STATISTIQUE, MÉDICALE ET ADMINISTRATIVE

DE

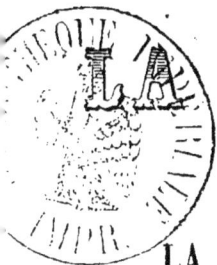

LA PROSTITUTION

DANS

LA VILLE DE CLERMONT-FERRAND,

Par le Dr F.-H. Pradier.

> Quoi de plus abject, de plus dépourvu de dignité
> et couvert de plus de honte que les prostituées,
> les teneurs de mauvais lieux et autres fléaux du
> même genre? Faites cependant disparaître ces
> créatures de notre ordre social, et le libertinage
> portera le désordre dans toutes les classes de
> la société.
>
> SAINT AUGUSTIN, *De Ordine.*

CLERMONT-FERRAND.

1859.

PRÉFACE.

S'il est un sujet de morale et d'hygiène publique plus digne d'être étudié, et cependant sur lequel on s'arrête avec le plus de répugnance, c'est bien certainement celui qui concerne la prostitution.

C'est qu'en effet, pour en faire convenablement l'histoire, il ne faut pas seulement compulser des registres, relever et mettre en ordre des chiffres, ni s'en tenir aveuglément au dire des personnes de qui on réclame des renseignements ou des explications; il faut voir par soi-même, il faut absolument connaître ceux dont on veut faire l'objet d'une étude sérieuse, et par conséquent les fréquenter.

Cette fréquentation, ces recherches, qui, dans une grande ville, passent le plus souvent inaperçues, mais qui, dans une ville même de second ordre, ne peuvent rester ignorées, ont l'inconvénient de jeter

sur celui qui s'y livre une défaveur injuste, qu'entretiennent les mille préjugés de cette partie ignorante
du public qui a la sotte habitude de blâmer sans
savoir, et de condamner sans entendre.

Si quelques hommes, dont le mérite est depuis
longtemps reconnu et la réputation bien établie, ont
eu quelque hésitation pour se mettre au-dessus de ces
préjugés absurdes, combien plus devra hésiter celui
qui débute dans la carrière, et qui n'a d'autre titre à
la bienveillance de ce public que sa bonne volonté
et le désir d'être utile? Ne devra-t-il pas craindre
aussi qu'on ne lui fasse un crime d'avoir abordé
une étude aussi remplie d'écueils, et qui inspire en
général une répulsion dans laquelle se trouve trop
souvent compris celui qui l'entreprend; et cette considération ne devra-t-elle pas l'engager à ménager
ses intérêts, qui peuvent être compromis si ses intentions sont dénaturées ou incomprises? Je crois qu'il
est de son devoir de ne pas se laisser arrêter, s'il
pense que son entreprise est utile : l'approbation des
gens sensés le dédommagera amplement du dédain
ridicule des faux esprits.

Parent-Duchatelet, qui a tracé de main de maître
l'histoire de la prostitution dans la ville de Paris,

n'a été surpassé, il faut bien le dire, par aucun de ceux qui après lui ont abordé le même sujet; mais s'il l'a fait d'une manière complète pour Paris, c'est à peine s'il en a dit quelques mots pour la province; aussi émet-il le vœu que son œuvre soit continuée, et en quelque sorte complétée par d'autres; et l'importance d'une telle entreprise a été si bien comprise, que déjà l'histoire de la prostitution dans les villes de Lyon, Bordeaux, Marseille, Nantes, Brest, Strasbourg, et dans l'Algérie, a été tracée par des hommes du plus grand mérite. Cet exemple a trouvé des imitateurs en dehors de notre pays, et la même étude a été faite en Angleterre, en Suisse, en Ecosse, en Belgique, en Prusse, en Danemark, en Norwège, en Hollande, en Piémont, en Espagne, à Rome et à Hambourg.

Si j'entreprends aujourd'hui l'histoire de la prostitution dans la ville de Clermont, ce n'est pas que j'aie la prétention de me placer à côté de ceux qui avant moi et mieux que moi ont traité ailleurs ce sujet, mais bien pour combler une lacune que je considère comme des plus regrettables, tant au point de vue de l'hygiène publique qu'au point de vue statistique et administratif.

La position que j'ai occupée *d'une manière pro-visoire* pendant huit à dix mois au dispensaire de salubrité, pour remplacer un de nos confrères durant sa longue et douloureuse maladie, m'a permis d'étudier le sujet jusque dans ses moindres détails. J'ai pu et j'ai dû, *pour remplir mon devoir,* pénétrer un grand nombre de fois dans les maisons de tolérance, et là j'ai trouvé des sujets d'observation variés et intéressants. J'ai su assez capter la confiance des malheureuses qui y habitent pour être à peu près certain de n'avoir pas été trompé lorsque je leur demandais des renseignements ; quelques-unes même m'ont fait connaître certaines de leurs habitudes les plus cachées et celles plus secrètes encore et plus bizarres de quelques-uns de leurs habitués. Si dans leur narration quelques noms bien connus ont été victimes de leur indiscrétion, qu'on soit bien persuadé que ces indiscrétions resteront enfouies dans ma mémoire ; et s'il m'arrive de raconter quelques anecdotes dans le cours de mon récit, ce ne sera certes pas dans l'intention de faire la moindre peine à ceux qui en auront été les héros et qui se reconnaîtront, mais bien pour faire comprendre ce à quoi l'indiscrétion des filles publiques peut exposer ceux qui ont l'habitude de les fréquenter. Ce que je dis là des prostituées *en maisons*, s'applique encore bien davantage aux filles exerçant la prostitution clandestine, que j'ai été appelé à connaître; et le nombre en est grand!

Aussi dans notre ville, où la prostitution s'exerce sur une aussi grande échelle, et où elle est pourtant si peu connue, il importait beaucoup qu'elle fût signalée et décrite, afin que nos administrateurs pussent, en parfaite connaissance de cause, modifier ce qui est susceptible d'amélioration, retrancher ce qui est inutile ou mauvais, et compléter ce qu'il y a de bon; pour ma part je m'estimerai très-heureux si j'ai pu contribuer pour quelque chose dans les réformes sur lesquelles j'appelle l'attention, et dont j'espère faire comprendre la nécessité.

HISTOIRE

STATISTIQUE, MÉDICALE ET ADMINISTRATIVE

DE

LA PROSTITUTION

DANS

LA VILLE DE CLERMONT-FERRAND.

INTRODUCTION.

> La honte du libertinage consiste peut-être moins
> à s'y livrer, qu'à se cacher pour déclamer lâchement
> contre ceux qui, plus ouverts dans leur conduite,
> sont infailliblement moins corrompus dans leurs
> mœurs.
>
> DIDEROT.

La prostitution, dans l'acception la plus large du mot, est l'acte par lequel une personne fait servir son corps aux plaisirs d'une autre, dans les cas défendus par les mœurs.

Ainsi définie, on peut dire qu'elle a existé de tout temps. Chez les Hébreux et chez la plupart des peuples de l'antiquité, elle se pratiquait librement; et même chez quelques-uns elle était regardée comme un acte religieux! La jeune fille ou la jeune femme ne faisait qu'une chose agréable au dieu de son pays en se livrant à celui qui la choisissait. A Babylone, les gens du peuple prostituaient leurs filles pour s'assurer de quoi vivre; et pour les classes élevées, une loi exigeait que toute femme se prostituât au moins une fois dans le temple de Vénus. Cette loi existait également en Chypre. Chez les Lydiens, les filles n'avaient le droit de se marier qu'après avoir gagné leur dot par la prostitution. Dans presque toute l'Asie, les femmes et les filles se livraient aux étrangers pour le moindre présent, et il en était de même chez un grand nombre de peuplades de l'Afrique. La Grèce et Rome ont eu leurs courtisanes; à Corinthe, elles étaient le premier objet qui flattait les yeux dans les fêtes publiques, et entretenaient par leur luxe et leur beauté l'enthousiasme dont elles étaient l'objet; par toute la Grèce enfin elles obtinrent un degré incroyable de gloire et de considération; elles se mêlaient de la politique et encourageaient les arts et les sciences; les philosophes même ne croyaient pas leur dignité compromise en briguant leurs faveurs. En étudiant les mœurs de cette époque, disent les auteurs de l'*Encyclopédie*, et en les comparant à celles du siècle de Louis XIV et de la Régence, on est frappé de plus d'un point de similitude. Chez nous comme à Athènes, leurs maisons étaient le rendez-vous des hommes les plus remarquables. Les poètes, les orateurs, les philosophes, les grands artistes, les profonds politiques y venaient puiser leurs inspirations et les connaissances les plus variées. Socrate et Périclès se rencontraient chez Aspasie, comme Saint-Evremond et Condé chez Ninon. A Rome, les mœurs belliqueuses et plus sévères se prêtaient moins aux séductions de la beauté; néanmoins le nombre des courtisanes était considérable, et sur la fin de la République on leur rendait des honneurs qui indiquaient assez que ces hommes à âme de fer n'étaient pas absolument insensibles aux charmes des jolies femmes, et que le gouvernement ne voyait pas toujours avec déplaisir l'empire qu'elles se donnaient.

Si aujourd'hui nous regardons la prostitution sous un tout autre point de vue, c'est que la civilisation a modifié notre manière de voir; et si nos mœurs ont changé, la prostitution est malheureusement restée, non parce qu'on n'a rien fait pour tenter de la détruire, mais parce qu'elle a résisté à toutes les tentatives de ce genre. Si donc son existence est inhérente à toutes les sociétés, si elle a résisté à tous les moyens de destruction dirigés contre elle, n'est-il pas bien évident que c'est une plaie, un malheur qu'il faut savoir accepter; car « de même qu'il y a des bras pour faire des fonctions viles, il faut qu'il y ait des femmes moins délicates pour rétablir entre les hommes, au moins imparfaitement, des jouissances dont l'inégale distribution de la propriété priverait une partie des hommes pour donner tout à l'autre (1). »

_____

(1) Loc. cit.

Que les moralistes qui déplorent sans cesse les malheurs causés par la prostitution, réfléchissent bien à ce qui résulterait de sa suppression absolue, et ils verront bientôt que *tout dans les choses humaines sera troublé, bouleversé par les passions les plus détestables.* En effet, « dans l'état de nature, où l'autorité pater-
» nelle n'existait que très-imparfaitement, et où les
» lois n'avaient point établi un ordre de rang et de
» condition parmi les hommes, les désordres que pro-
» duisait l'amour n'étaient ni si grands ni si multipliés
» que dans la société ; mais au sein de l'ordre social,
» l'homme s'est trouvé dépouillé de femme comme le
» pauvre l'a été de propriété ; et si la fortune et les
» convenances ne lui permettent pas de satisfaire ses
» besoins *pressants,* et Dieu sait si le cas se présenterait
» souvent, il faut qu'il recoure à la violence et à la
» fraude, qu'il séduise la femme ou la fille de son
» voisin comme le pauvre s'empare du bien qui ne lui
» appartient pas (1). »

Au lieu donc de chercher à la détruire, cherchez à l'empêcher de s'étendre ; créez des écoles et des ateliers, et faites que les enfants sans fortune les fréquentent ; ne donnez pas aux jeunes filles un salaire qui soit une dérision, encouragez dignement le travail et la bonne conduite, et vous aurez plus fait pour l'extinction de la prostitution que toutes les mesures rigoureuses dont vous voudriez l'accabler.

(1) Loc. cit.

Clermont possède des filles publiques inscrites, les unes reléguées dans les maisons de tolérance, les autres autorisées à loger dans des chambres particulières. Ces deux classes de prostituées sont soumises à des règlements de police et à des visites sanitaires. La prostitution clandestine, la vraie prostitution de la ville, y a été longtemps à peu près abandonnée à tous les désordres; aujourd'hui on arrive peu à peu à la réglementer. Quant aux vraies courtisanes, malgré leur nombre assez grand, elles passent en quelque sorte inaperçues; elles ne sont ni ne peuvent être soumises à aucune espèce de règlement, et cela se comprend. Cette classe se compose des plus jolies femmes, ayant un domicile à elle, des mieux entretenues et des mieux *soutenues;* elles prennent les manières et les habitudes de la haute société qui les fréquente, et quelquefois même elles lui donnent le ton. Par calcul, ne causant aucun scandale, elles n'ont jamais de démêlés avec la police administrative, et le soin que par intérêt elles prennent de leur personne est en quelque sorte une garantie pour la santé publique. Aussi, si toutes les prostituées étaient des courtisanes, les ouvrages du genre de celui-ci seraient-ils tout à fait inutiles, et les médecins auraient-ils rarement à intervenir. Alors même, ne regarderions-nous pas cet état de choses comme l'ont fait certains auteurs d'un autre siècle et nous ne dirions pas avec eux: « L'on criera tant qu'on voudra, il est plus agréable, plus flatteur, plus honorant pour un peuple de voir

ses promenades, ses spectacles garnis d'un monde élé-
gant et policé, d'y rencontrer de belles femmes, de
riches courtisanes qui entretiennent la douceur et le
goût des arts, qu'une troupe de moralistes farouches,
de fanatiques se haïssant pieusement, d'intolérants qui
croient une nation au bord du précipice parce qu'elle
fait usage de carrosses ou de dorures. Ce rigorisme est
la ruine du bonheur public, tend à concentrer la propriété dans un petit nombre de mains, à établir des
distinctions outrageantes à l'humanité, et à faire d'une
grande ville un conseil de censeurs toujours prêts à
se persécuter les uns les autres. »

Aujourd'hui il n'en est pas ainsi; et de même qu'il
y a un grand nombre de classes dans la société, il y a
aussi un grand nombre de classes de prostituées. Si
quelques-unes ne paraissent avoir aucune influence sur
la santé publique, toutes malheureusement contri-
buent à relâcher les mœurs en blessant la morale.

Les courtisanes n'ayant donc pour nous qu'un intérêt
secondaire, je négligerai d'en parler plus au long, pour
ne m'occuper que de la prostitution inscrite, tolérée,
et de la prostitution clandestine.

PREMIÈRE PARTIE.

———◆———

Quand on a assez fait auprès de certaines personnes pour avoir dû se les acquérir, si cela ne
réussit pas, il y a encore une ressource qui est de
ne plus rien faire.

LA BRUYÈRE.

La ville de Clermont-Ferrand, avec sa population
flottante et la garnison, compte, en temps ordinaire,
plus de 40000 âmes. Son importance commerciale et
topographique en fait le centre d'un grand mouvement
d'affaires qui, à l'époque de ses trois grandes foires,
devient considérable par l'affluence des étrangers qu'y
amène le chemin de fer. C'est surtout alors que la
prostitution tolérée, et surtout la prostitution clandestine, s'exercent avec une activité qui ne le cède tout
au plus qu'aux villes de premier ordre.

La prostitution avait été en quelque sorte abandonnée à elle-même jusqu'en 1836, époque à laquelle
on retrouve des traces de registres d'inscription et

2

de règlements de police ; mais, à cette époque, il n'est fait aucune mention de la prostitution clandestine, et ce n'est qu'en 1858 qu'on a commencé à s'en occuper sérieusement.

Dans une période de 23 ans, de 1836 à 1858, il a été inscrit sur les registres de la police 1601 filles publiques. Le tableau suivant indique, mois par mois et année par année, le nombre de ces inscriptions. Pour 1836 et 1837, l'inscription de chaque mois n'étant pas indiquée sur les registres, je n'ai pu en avoir que le total ; de sorte que, pour les moyennes indiquées au bas du tableau, ces deux années ne sont pas comptées. Ces moyennes sont celles de chaque mois correspondant de vingt et une années. On peut voir que le mois d'août est celui pendant lequel il a été fait le plus d'inscriptions, et le mois de novembre celui qui en a eu le moins. On remarquera aussi que l'année 1843 est celle où il y a eu le plus d'inscriptions, et 1853, au contraire, celle où il y en a eu le moins. Si on compare cependant ces deux années à celles de 1851 et 1852, l'erreur apparente qu'on rencontre s'explique facilement, parce que, à cette dernière époque, il y eut un changement de registres et d'employés à la police, et que les inscriptions faites pendant le commencement de 1852 furent mêlées à celles faites en 1851 ; de telle sorte que cette dernière année comprendrait les inscriptions faites pendant six mois seulement, et 1852 celles faites pendant dix-huit mois.

Tableau n° 1 indiquant le nombre des Filles publiques inscrites pendant vingt-trois années.

	JANVIER	FÉVRIER	MARS	AVRIL	MAI	JUIN	JUILLET	AOUT	SEPT.	OCTOBRE	NOV.	DÉC.	TOTAL par an.	MOYENNE des 12 mois de chacune des 23 années	MOYENNE comparative
1836	»	»	»	»	»	»	»	»	»	»	»	»	76	6,33	
1837	»	»	»	»	»	»	»	»	»	»	»	»	92	7,66	
1838	11	4	3	2	5	6	3	5	»	3	1	5	59	4,91	
1839	7	10	11	3	7	1	4	19	7	7	1	3	80	6,66	
1840	8	10	9	2	5	2	6	4	9	8	1	13	83	6,91	
1841	8	1	4	5	7	0	6	17	1	9	2	5	65	5,41	
1842	4	5	8	16	6	7	8	10	8	8	4	4	89	7,41	
1843	9	7	9	5	12	8	10	11	6	11	12	4	104	8,50	
1844	9	5	9	7	9	11	14	6	4	3	5	3	85	7,08	
1845	8	5	6	4	5	6	1	7	4	6	4	4	68	5,66	6,21
1846	6	7	3	6	5	11	7	4	6	11	6	7	68	5,66	
1847	2	5	10	7	12	6	7	4	5	4	3	11	87	7,25	
1848	6	2	4	2	5	5	10	3	3	2	7	6	47	3,91	
1849	3	2	5	4	2	1	7	4	3	11	4	8	50	4,16	
1850	8	2	12	3	6	3	12	13	0	8	7	8	69	5,75	
1851	12	11	12	10	17	7	10	12	8	8	8	8	122	10,16	
1852	0	0	0	1	1	2	2	1	1	6	3	4	26	2,16	
1853	1	3	3	1	2	3	6	3	3	3	3	4	38	3,16	
1854	10	6	5	8	5	11	9	5	3	8	3	9	76	6,33	
1855	2	4	5	6	4	3	7	2	6	8	7	4	54	4,50	4,98
1856	4	3	6	6	4	7	7	4	7	5	3	7	62	5,16	
1857	2	3	6	3	9	4	7	8	4	3	2	5	52	4,33	
1858	2	2	5	1	2	10	6	7	4	3	4	3	49	4,08	
TOTAL.	118	97	132	107	134	114	137	149	101	133	93	126	1601		
MOYENNE.	5,62	4,62	6,23	5,09	6,38	5,42	6,52	7,09	4,80	6,33	4,42	6 »	69,60		

Il en résulte qu'en additionnant ces deux années, et en prenant la moyenne mensuelle (6,16), l'erreur disparaît. On voit également dans ce tableau que, depuis 1836 jusqu'en 1850, la moyenne des inscriptions par mois de chaque année reste assez élevée (6,21); tandis que, depuis 1851 jusqu'à 1858, elle s'est sensiblement abaissée (4,98). Cela tient à ce que, depuis cette dernière époque, la police s'est montrée de plus en plus sévère, et que les filles clandestines, pourchassées, étant obligées de se faire inscrire ou de quitter la ville, ont pour la plupart pris ce dernier parti. Le chiffre 69,60, inscrit à droite et au bas du tableau, représente la moyenne des inscriptions annuelles des vingt-trois années.

Dans le tableau n° 2, j'ai indiqué le nombre des filles inscrites qui nous sont venues de chaque département en vingt-trois ans. Celui du Puy-de-Dôme en a fourni à lui seul plus d'un tiers; puis viennent les départements qui sont autour du nôtre. Clermont en a fourni en moyenne 6,56 par an, et les sous-préfectures et les campagnes, 21,55, en tout 28,21. De sorte que notre département en a donné presque six fois et demi plus que le département de l'Allier qui vient en seconde ligne. Il est digne de remarque que ce sont les départements les plus rapprochés du nôtre, ou ceux dont les moyens de communication sont les plus faciles, qui en ont fourni le plus.

Tableau n° 2 donnant le nombre des Prostituées fournies par chaque département.

DÉPARTEMENTS.	CHEFS-LIEUX	CAM-PAGNE.	TOTAL.	DÉPARTEMENTS.	CHEFS-LIEUX	CAM-PAGNE.	TOTAL.
Puy-de-Dôme...	151	498	649	Pyrénées-Orient.	1	4	5
Allier..........	31	75	106	Indre..........	1	3	4
Nièvre.........	31	18	49	Somme........	0	4	4
Corrèze........	0	41	41	Vaucluse......	1	3	4
Cantal.........	12	28	40	Vendée........	1	3	4
Loire..........	0	37	37	Pas-de-Calais...	1	3	4
Haute-Vienne...	21	10	31	Sarthe.........	1	3	4
Haute-Loire. ...	7	22	29	Tarn-et-Garonne.	2	1	3
Seine..........	25	4	29	Hérault........	1	2	3
Rhône.........	18	9	27	Ille-et-Vilaine...	2	1	3
Gironde........	25	11	36	Ardèche........	0	3	3
Creuse........	3	22	25	Manche........	0	2	2
Charente.	6	17	23	Moselle.	1	1	2
Charente-Infér. .	3	17	20	Haute-Marne...	0	2	2
Bas-Rhin......	6	12	18	Tarn..........	1	1	2
Côtes-d'Or.....	5	11	16	Orne..........	1	1	2
Dordogne......	4	11	15	Basses–Alpes....	1	1	2
Loiret.	9	6	15	Aube..........	1	1	2
Isère..........	4	10	14	B.-du-Rhône. ..	1	1	2
Saône-et-Loire..	3	11	14	Yonne.........	0	2	2
Doubs.	9	4	13	Ardennes.......	0	2	2
Seine-et-Oise....	4	8	12	Gard..........	0	2	2
Cher..........	7	5	12	Var...........	1	0	1
Haut-Rhin......	1	10	11	Hautes-Alpes. ..	1	0	1
Basses-Pyrénées.	1	10	11	Aude..........	1	0	1
Maine-et-Loire..	6	4	10	Côtes-du-Nord. .	1	0	1
Loir-et-Cher. ...	4	6	10	Corse..........	0	1	1
Finistère.	1	8	9	Ariége........	0	1	1
Haute-Garonne..	6	3	9	Hautes-Pyrénées.	0	1	1
Loire-Inférieure .	5	4	9	Oise..........	0	1	1
Meurthe.	2	7	9	Marne.........	0	1	1
Seine-Inférieure.	4	4	8	Lot...........	0	1	1
Aisne..........	0	8	8	Lot-et-Garonne..	0	1	1
Mayenne.	3	4	7	Eure..........	0	1	1
Nord..........	1	6	7	Eure-et-Loir ...	0	0	0
Lozère.........	1	6	7	Gers..........	0	0	0
Jura...........	2	5	7				
Aveyron........	3	4	7	Boston (États - Unis)............			1
Morbihan.	1	5	6	Ile Saint-Thomas................			1
Haute-Saône....	1	5	6	Ancône (États de l'Eglise).......			1
Seine-et-Marne..	1	5	6	Vienne (Autriche).............			1
Vienne.........	1	5	6	Prusse........................			1
Ain...........	2	4	6	Grand-duché du Bas-Rhin......			1
Landes........	2	4	6	Milan (Lombardie).............			1
Deux-Sèvres....	3	3	6	La Guadeloupe.			1
Vosges........	1	4	5	Belgique......................			4
Drôme.........	2	3	5	Savoie........................			7
Meuse.........	2	3	5	Allemagne.....................			4
Calvados.......	3	2	5	Suisse........................			8
Indre-et-Loire..	3	2	5	Espagne......................			5

Cette convergence des départements voisins vers Clermont s'explique par la position et l'importance même de la ville, qui est en quelque sorte la capitale du centre de la France. Pour les filles publiques de ces départements, Clermont est le grand centre qu'elles recherchent; et ce n'est que lorsqu'elles y sont habituées que, trouvant la ville trop petite, elles partent pour Saint-Etienne, et que de là elles s'en vont à Lyon, pour enfin arriver au terme de leur voyage, à Paris, la ville merveilleuse qu'elles désirent toutes connaître, et qu'elles supposent être le terme de leur misérable existence. Deux départements, l'Eure-et-Loir et le Gers, n'ont envoyé aucune prostituée à Clermont, et ce dernier est également un de ceux qui en ont donné le moins à Paris (une en quinze années). Il serait curieux de savoir si les prostituées de ce département sont en aussi grand nombre que dans les autres, et si Toulouse ne serait pas le Paris de la région à laquelle il appartient. En Suisse, le canton de Berne nous en a donné une et celui de Vaud trois. En Espagne, Madrid et la province d'Aragon en ont fourni chacune une, les autres viennent des campagnes.

Vingt-six prostituées n'ont pu donner aucun renseignement sur leur lieu de naissance.

Les 1601 prostituées inscrites avaient, au moment de l'inscription :

1 .... 52 ans.		2 .... 49 ans.
2 50		1 48

2	46 ans.	20	29 ans.
4	45	47	28
2	42	55	27
2	40	66	26
2	59	92	25
6	38	124	24
6	37	169	23
5	36	276	22
8	35	524	21
7	34	125	20
10	33	88	19
23	52	75	18
16	31	21	17
26	30	2	16

Sur les registres, il n'est pas fait mention si la femme inscrite demandait son inscription pour la première fois ; de sorte que, pour les plus âgées du moins, tout fait supposer qu'elles avaient exercé la prostitution dans d'autres villes depuis longtemps déjà. De vingt-cinq à cinquante-deux ans, le nombre des prostituées diminue rapidement. Les femmes de trente et un à cinquante-deux ans, ne pouvant se faire accepter dans des maisons de tolérance, à cause de leur âge trop avancé, se font autoriser à demeurer dans des chambres en ville, et y exercent la prostitution à leurs risques et pour leur propre compte. De vingt-quatre à vingt-un ans, le nombre des filles publiques augmente d'une manière remarquable, pour décroître non moins rapidement de vingt à seize ans. A cela il y a une raison bien facile à comprendre. A Clermont, le terme légal pour l'inscription a été fixé à vingt et un ans; toutes celles qui ne l'ont pas atteint, et qui, par leur apparence ou leur physionomie, peuvent faire croire qu'elles sont majeures, accusent vingt et un à vingt-deux ans, afin d'obtenir ainsi leur inscription. La fraude est fort difficile à reconnaître, parce que la plupart, n'ayant pas d'acte de naissance, présentent un passeport, le plus souvent obtenu sans difficulté, et où l'âge énoncé est inscrit sans plus ample information. Je reviendrai plus loin sur ce sujet, en traitant de l'inscription en général.

Quant à la taille, j'ai pu relever celles de 1581 filles sur leurs signalements. Le tableau n° 3 donne le résultat de mes recherches à ce sujet.

Tableau n° 3 indiquant la taille.

TAILLE.	NOMBRE de FEMMES.	TAILLE.	NOMBRE de FEMMES.	TAILLE.	NOMBRE de FEMMES.	TAILLE.	NOMBRE de FEMMES.
m		m				m	
1,00	7	1,42	7	1,53	96	1,64	9
1,11	1	1,43	3	1,54	122	1,65	44
1,16	1	1,44	6	1,55	154	1,66	20
1,30	5	1,45	70	1,56	108	1,67	5
1,33	2	1,46	18	1,57	74	1,68	3
1,35	8	1,47	18	1,58	59	1,69	12
1,36	1	1,48	67	1,59	49	1,70	1
1,38	2	1,49	33	1,60	139	1,71	1
1,39	1	1,50	195	1,61	12	1,75	2
1,40	52	1,51	27	1,62	36	MOYENNE.	
1,41	3	1,52	81	1,63	13	1m,497	

Parent est le seul qui ait eu l'occasion de s'occuper de la taille des femmes; ses recherches portent sur 12294 prostituées, et sa moyenne est de $1^m,547$, c'est-à-dire cinq centimètres de plus que celle que j'ai trouvée pour Clermont. Mais si l'on ne tient compte que de la taille des prostituées de la zone du milieu (1) à laquelle appartiennent la plupart des départements qui ont fourni le plus de filles publiques à notre ville, la moyenne se rapproche alors de la mienne; elle est de $1^m,482$; différence en moins, 15 millimètres.

Relativement à la coloration des cheveux et des yeux, j'ai trouvé le résultat suivant :

396 avaient les cheveux bruns et les yeux chatains.

413	—	chatains	—	gris.
307	—	chatains	—	bleus.
103	—	blonds	—	bleus.
12	—	blonds	—	chatains.
7	—	roux	—	bleus.
21	—	noirs	—	bleus.
104	--	noirs	—	noirs.
125	—	noirs	—	chatains.
113	—	noirs	—	gris.

L'ordre dans lequel se présente la couleur des cheveux, est le même que celui signalé par Parent dans la zone du milieu;

(1) Parent-Duchatelet avait partagé la France en trois zones au moyen de lignes fictives se dirigeant de l'ouest à l'est; de manière à faire une zone du nord, une zone du milieu et une zone du midi.

Ainsi j'ai trouvé :

Chatains.............	720
Bruns...............	396
Noirs...............	342
Blonds.............	115
Roux...............	7

Pour la coloration des yeux, l'ordre suit celui de la zone du midi :

Chatains ou bruns.....	553
Gris................	526
Bleus..............	438
Noirs..............	104

Professions et degré d'instruction.

Je n'ai pu me procurer que des renseignements très-incomplets sur la profession qu'exerçaient les prostituées avant leur inscription, et sur le degré d'instruction qu'elles ont reçue. Les passeports, auxquels on devrait s'en rapporter, au moins pour ce qui regarde la profession, ne doivent cependant inspirer que peu de confiance ; en effet, un grand nombre de prostituées qui réclament leur passeport pour changer de résidence, et qui n'ont jamais exercé d'autre métier que celui de ne rien faire et de vivre dans la débauche, indiquent la première profession venue, et en général c'est celle de couturière qu'elles préfèrent se donner.

Quant à leur degré d'instruction, les renseignements qu'on peut se procurer à ce sujet sont tout aussi inexacts. Si l'on s'en tient au dire des employés, pas une sur cent ne saurait lire et écrire ; si l'on s'en rapporte à la signature apposée sur les passeports, on en trouve vingt-huit sur cent trente-six, ou 20,58 sur cent qui savent signer ; mais il en est quelques-unes qui, pour ne pas être obligées de mettre [leur signature sur des registres de police, déclarent ne savoir le faire, quoique pourvues d'un certain degré d'instruction ; ce sont même les plus instruites, et celles qui ont de l'éducation, qui usent de ce moyen et qui aussi se qualifient couturières, modistes ou lingères, sans avoir jamais exercé l'une ou l'autre de ces professions.

Dans les cent trente-six passeports mis à ma disposition, j'ai trouvé :

Couturières	46	Ouvrières en soie	2
Lingères	25	Piqueuses de bottines	2
Domestiques	18	Marchandes ambul	2
Tailleuses	9	Artiste chanteuse	1
Journalières	8	Casquettière	1
Blanchisseuses	4	Gantière	1
Repasseuses	3	Femme de chambre	1
Modistes	2	Culottière	1
Brodeuses	2	Sans profession	8

Parmi celles qui savaient lire et écrire il y avait :

Sans profession	2
Lingères	4
Couturières	11
Modiste	1
Brodeuses	2
Ouvrière en soie	1
Tailleuses	3
Artiste chanteuse	1
Casquettière	1
Journalière	1
Gautière	1
	28

Parmi ces vingt-huit lettrées, onze avaient une signature illisible et grossièrement faite ; quatorze semblaient avoir une écriture passable ; trois signaient d'une manière élégante et très-lisible, et l'une d'elles, d'origine bretonne, paraissait avoir reçu une éducation assez soignée ; elle parlait correctement le français, et d'après quelques-unes de ses lettres que j'ai eues sous les yeux, elle l'écrivait également bien.

Celles qui n'avaient aucune instruction, étaient ainsi réparties :

Sans profession	6
Domestiques	18
A reporter	24

Report..........	24
Blanchisseuses.................	4
Marchandes ambulantes.........	2
Modiste......................	1
Lingères.....................	21
Couturières..................	35
Piqueuses de bottines..........	2
Journalières..................	7
Repasseuses..................	3
Tailleuses...................	6
Femme de chambre............	1
Culottière...................	1
Ouvrière en soie..............	1
	108

Dans ce total de mille six cent une prostituées inscrites, cent vingt-trois étaient filles naturelles; elles sont
ainsi réparties d'après l'année de leur inscription :

1836.........	10	1845..........	8
1837.........	9	1846..........	1
1838.........	6	1847..........	3
1839.........	8	1848..........	3
1840.........	3	1849..........	1
1841.........	14	1850..........	3
1842.........	6	1851..........	8
1843.........	10	1852..........	1
1844.........	8	1853..........	3

1854	4	1857	6
1855	3	1858	3
1856	2		

Il existait en outre trente et une enfants trouvées :

1844	3	1849	2
1845	3	1850	1
1846	4	1851	7
1847	4	1852	2
1848	2	1855	2

Soixante-neuf n'ont pu ou n'ont voulu donner aucun renseignement sur leurs parents.

Deux cent-deux avaient perdu leur père au moment de leur inscription, et cinquante étaient mariées.

Dans cette période de vingt-trois ans, on a permis l'inscription de vingt-trois sœurs et huit cousines ainsi réparties :

1836	2 sœurs.
1837	3 sœurs, plus 2 cousines.
1839	2 sœurs.
1840	2 sœurs.
1844	2 sœurs. 2 sœurs.
1846	2 sœurs, plus 4 cousines.
1847	2 sœurs.
1850	2 sœurs.
1851	— 2 cousines.
1854	2 sœurs.
1858	2 sœurs.

A Paris, les inscriptions de cette nature ne sont pas autorisées; il suffit même que deux femmes portent le même nom et soient du même pays, sans avoir entre elles aucun lien de parenté pour qu'on refuse l'inscription.

Quant aux mœurs et aux habitudes des prostituées de Clermont, elles doivent être celles de toutes les femmes de cette condition. Ne se couchant jamais avant une ou deux heures du matin, elles restent au lit jusqu'à onze heures ou midi; et pendant le reste de la journée, elles s'occupent à des ouvrages de couture ou de broderie. Presque toutes ont la conscience de l'abjection dans laquelle elles sont tombées, et quand on leur parle sans témoins de leur position, elles la dépeignent sous les couleurs les plus sombres, et maudissent la cause de leur première faute. Folles de la danse et des plaisirs bruyants, elles cherchent tous les moyens de s'étourdir. Celles qui par caractère ou par ignorance ne peuvent travailler, trouvent ailleurs une distraction qui les détourne des pensées tristes qui viennent les assaillir à chaque instant : elles boivent ou jouent aux cartes. C'est pendant qu'elles sont sous l'impression de leurs sombres pensées, qu'elles combinent les moyens de sortir des maisons de tolérance qui les *retiennent*. Quelques-unes prennent la fuite et disparaissent, d'autres espèrent trouver dans les changements de résidence et de maison une amélioration à leur sort; le plus petit nombre enfin savent s'attacher un de leurs clients, s'emparer de son esprit et se faire épouser. Comme partout, les prostituées de Clermont ne se font connaître au public que sous un nom de guerre ; c'est à peine même si entre elles elles savent le nom de familles de leurs camarades. Ce nom d'emprunt est quelquefois fort bizarre et indique le plus souvent un des traits les plus saillants de leur caractère ou de leur habitude extérieure (1). J'en ai interrogé un grand nombre sur cette particularité, et toujours la réponse a été la même : c'est le désir de rester inconnues et de respecter ainsi le nom de famille, c'est par un reste de pudeur !

Les prostituées en général ont une telle habitude de mentir, qu'il ne faut accepter leur dire qu'avec la plus grande réserve. Cependant, quand en les interrogeant on a l'air de leur témoigner quelque considération, on arrive bien vite à capter leur confiance, et c'est alors qu'on peut reconnaître en elles une sincérité qu'on n'est pas en droit de leur supposer, et on ne tarde pas à leur reconnaître aussi de bons sentiments qu'on se plaît mal à propos à leur refuser. Elles sont en général ce qu'on appelle *bonnes filles ;* et chez certaines, le cœur semble beaucoup mieux placé qu'on ne se l'imagine généralement dans le monde.

---

(1) Voici quelques noms pour en donner l'idée : Frisette, Blonde, Blanche, Boulote, Morico, Sans-Poils, Tourbillon, Bergerette, Marquise, Trente-Ecus, Mirette, Sac-au-Dos, etc.

Elles sont compatissantes pour le malheur et la souffrance, et il n'est pas rare de leur voir faire la charité à des camarades infirmes ou malheureuses, et même à des indigents. Mais c'est surtout quand il s'agit de venir au secours d'une prostituée devenue mère ou qui va le devenir, que leur bon cœur se manifeste ; elles se cotisent, se mettent à travailler pour donner une layette au pauvre petit être qui vient de naître ; il en est qui ont même payé les mois de nourrice.

Parent-Duchatelet a écrit que le désir de devenir mère étaient un des vœux les plus ardents de certaines prostituées, qui voyaient dans la maternité un moyen de se relever en quelque sorte à leurs propres yeux de l'état d'abjection dans lequel elles sont tombées. Ce sentiment, très-honorable sans doute, n'est qu'une exception très-rare parmi les prostituées de Clermont, et toutes celles que j'ai interrogées à ce sujet, m'ont paru n'avoir qu'une grande répugnance pour l'état de grossesse dans lequel elles pourraient se trouver. Que deviendrait leur enfant ? disent-elles. Abandonné et voué à la misère ou à l'abjection où elles-mêmes se trouvent ; mieux vaut mille fois n'en pas avoir. Il est vrai que, si elles deviennent mères, elles changent de de manière de voir ; et s'il en est qui abandonnent leur enfant ou cherchent à le faire périr avant de naître, d'autres font tous leurs efforts pour lui procurer un bien-être qu'elles ont rarement connu.

Une opinion généralement accréditée dans le monde, c'est que les filles publiques ne sont pas susceptibles de devenir enceintes. Il y a quelque chose de vrai à cela, en ce sens que c'est à peine si on en voit une ou deux sur cent arriver à terme. En général, trente à quarante sur cent ont eu des enfants lorsqu'elles se présentent à l'inscription; cela tient à ce que quelques-unes dans ce nombre avaient un mari à qui elles attribuaient leur enfant; et les autres, à ce que, ayant un amant auquel elles restaient à peu près fidèles, et rentrant par cela même dans la classe des femmes mariées, elles pouvaient devenir enceintes comme ces dernières. Mais une fois adonnées à la prostitution, elles contractent presque toutes dans l'exercice trop fréquemment répété de leur métier, une affection chronique de l'intérieur du col, se traduisant par un écoulement mucoso-purulent assez consistant, qui fait comme une espèce de bouchon dans l'orifice et s'oppose ainsi à la fécondation.

Presque toutes les prostituées ont des amants de cœur pour lesquels elles sont toujours prêtes à faire les plus grands sacrifices; elles souffrent de leur part des injures et des coups et ne leur sont pas moins dévouées. Ces amants, pour la plupart militaires, sont en général des sous-officiers et même des officiers; ils ont leur entrée libre dans les maisons de tolérance habitées par leurs maîtresses, ce qui, pour le dire en passant, est une condition expresse imposée par les

prostitées aux dames de maison qui les engagent.
Comme ces individus n'ont pour ces femmes qu'un
amour passager, ils changent souvent de maîtresses,
et ces infidélités deviennent fréquemment la source de
jalousies, de querelles et de combats entre femmes,
surtout si la préférée se trouve dans la même maison
que la délaissée. Quoique les filles publiques préfèrent
en général les militaires pour amants, quelques-unes
cependant choisissent des ouvriers; il y en a même
qui ont des gens bien élevés, des hommes mariés et
des jeunes gens de très-bonne famille. Quant à l'affection que ces filles paraissent avoir pour leurs amants,
je n'ai pas trouvé que la cause en fût dans cette espèce
d'isolement où elles se trouvent, et qui fait qu'elles
cherchent dans leur attachement à un seul une com-
pensation au mépris dont les accablent les autres
hommes; c'est plutôt par esprit d'imitation. Comme
aussi ce n'est pas *l'amour furieux* qu'elles ont pour
leurs amants, *mais l'amour-propre blessé,* qui est cause
de leurs querelles quand elles sont abandonnées pour
une autre.

Aujourd'hui en province, il est difficile à une prostituée, et à plus forte raison à une maîtresse de maison
non mariée, d'avoir ce qu'on appelle un souteneur,
dont le rôle est, comme son nom l'indique, de soutenir sa protégée dans toutes les circonstances, et même
de la soustraire aux mains des agents de la police qui
veulent l'arrêter quand elle est coupable de quelque

délit ou contravention aux règlements. Les individus de cette espèce seraient bientôt connus et deviendraient l'objet de la répulsion de tous, ce qui les obligerait à s'isoler, et par conséquent à se dévoiler davantage. On conçoit qu'à Paris ou dans une grande ville, un pareil être puisse rester ignoré et vivre avec la société habituelle, à l'atelier ou ailleurs, sans éveiller des soupçons qui le feraient immédiatement chasser; mais en province, où chacun sait parfaitement ce qui se passe chez le voisin, le rôle de souteneur n'est possible que pour ceux qui épousent les dames de maisons.

Je n'ai pu avoir aucun renseignement sur ces mariages honteux et dégoûtants dont parle Parent-Duchatelet. Les femmes que j'ai interrogées à ce sujet m'ont répondu d'une manière évasive qu'il pouvait bien exister des *tribades,* mais qu'elles n'en connaissaient pas dans les maisons de Clermont.... Je puis dire ici en passant qu'il n'en est pas de même pour les hommes, et que ces relations honteuses sont plus fréquentes qu'on ne le pense.

Un des points les plus saillants des mœurs des prostituées et qui a été noté par tous ceux qui se sont occupés de la prostitution, c'est la mobilité extrême de leur caractère et leur besoin de mouvement. Dans le tableau n° 4, on pourra voir combien elles aiment le changement.

Tableau n° 4.

ANNÉES.	INS-CRITES.	CHAN-GEMENT de domicile.	CHAN-GEMENT de localité.	TOTAL.	ANNÉES.	INS-CRITES.	CHAN-GEMENT de domicile.	CHAN-GEMENT de localité.	TOTAL.
1836...	76	243	77	320	1843...	104	141	56	197
1837...	92	286	140	426	1844...	85	111	76	187
1838...	59	111	79	190	1845...	68	62	41	103
1839...	80	151	61	212	1846...	68	82	60	142
1840...	83	189	95	284	1847...	87	116	79	195
1841...	65	80	63	143	1848...	47	56	39	95
1842...	89	111	64	175	1849. .	50	24	28	52

Presque toutes les prostituées, même celles pourvues de certains agréments physiques et qui par leur tenue et leur mise élégante semblent vouloir se placer au-dessus de la condition ordinaire des filles publiques, ont un timbre de voix particulier, criard ou rauque, qui désenchante ceux qui les entendent parler. On a assigné un assez grand nombre de causes à ce phénoméne : pour les uns cette altération de la voix serait due à la lascivité et aux habitudes de débauche des prostituées ; pour d'autres il faudrait en rechercher la cause dans l'abus des liqueurs fortes et l'ivrognerie ; enfin on a pensé que l'exposition des voies respiratoires au froid et à l'humidité pouvait bien y contribuer. A ces causes, qui selon moi agissent toutes plus ou moins, j'en ajoute une dernière dont Parent n'a point fait mention : c'est l'abus même de la voix.

Il ne faut pas avoir observé longtemps des prostituées rassemblées, soit pour prendre leurs repas soit pour attendre les clients, que dans leur argot elles nomment

Michets, pour s'apercevoir que *toujours*, quand elles prennent la parole, elles élèvent la voix comme si elles parlaient en public et en plein air; elles contractent cette habitude en voulant parler toutes à la fois; il en résulte une fatigue extraordinaire des organes de la voix, les cordes vocales sont irritées; et si à cela vient s'ajouter l'action du froid, il s'en suit une laryngite aiguë ou chronique qui produit cette altération particulière. J'ai observé des filles publiques qui n'avaient presque jamais fait usage de liqueurs fortes et qui cependant présentaient une raucité extraordinaire de la voix; j'en ai vu aussi qui tous les jours buvaient cinq à six verres de différentes liqueurs, mais surtout de l'absinthe, et qui pourtant n'avaient pas la voix plus altérée que les autres. Parent, qui admet que cette altération est due principalement à l'exposition de la poitrine et du cou aux intempéries de l'air, prétend que cette raucité tend à disparaître, parce que, dit-il, depuis quelque temps on ne permet plus aux filles publiques de se montrer en public la tête nue et la gorge découverte. En province et dans notre ville en particulier, où le stationnement et le raccrochage sont interdits, les prostituées n'en présentent pas moins cette altération, en voici la raison. Lorsqu'arrive le soir, elles font toutes une toilette des plus légères, qui consiste en un peignoir plus ou moins coquettement arrangé et passé simplement sur la chemise; le plus souvent elles négligent de mettre un corset, et se coiffent en cheveux. Dans ce simple appareil, le cou nu et la gorge découverte, elles boivent, chantent, dansent et sont quelquefois tout en sueur ; si dans cet état elles sont invitées par quelque client à *monter dans leur chambre*, elles quittent pour se livrer à leur *commerce* (1) leur corset, quand elles en ont, et leur peignoir pour ne garder que la chemise toujours dépourvue de manches. En été elles se débarrassent même de ce dernier vêtement et s'inquiètent peu des courants d'air. En hiver, c'est pis encore, car elles quittent un appartement fortement chauffé pour entrer dans une chambre dont la cheminée, quand il en existe, n'est qu'un objet de décor et reste toujours vierge de tisons enflammés ; elles y restent en chemise quelquefois plus de demi-heure exposées au froid qui les saisit. Comment donc ne pas admettre l'influence de ces refroidissements successifs (elles s'y exposent plusieurs fois par soirée) sur les organes de la respiration et de la voix? Dans les maisons de second et troisième ordre, les filles publiques n'en agissent pas de même ; elles sont en général vêtues comme toutes les femmes, et ne se déshabillent que rarement pour faire leur *commerce;* mais il faut faire remarquer qu'elles ont exercé leur métier dans les maisons de premier ordre avant d'entrer dans les maisons d'une classe inférieure.

Il faut également tenir compte des altérations produites par des maladies vénériennes anciennes.

---

(1) Locution qu'elles emploient.

Parmi les prostituées fournies par notre province j'en ai rencontré beaucoup présentant des kystes à la partie inférieure du cou ou même de petits goitres.

Pendant tout le temps que j'ai été chargé du dispensaire, j'ai noté avec soin l'état des organes génitaux des femmes qui venaient à la visite, et je puis affirmer n'avoir trouvé aucune relation entre le plus ou moins d'étroitesse de ces organes et le plus ou moins de fréquence de l'exercice auquel les prostituées se livrent. Telle femme inscrite depuis huit à dix ans a des organes d'une grande étroitesse et d'une grande fermeté, et telle autre nouvellement inscrite présente le contraire. J'en ai vu deux entre autres, une Allemande et une Auvergnate, qui ne pouvaient être examinées qu'avec un spéculum de la plus petite dimension, quoique la première fît son métier depuis neuf ans et la seconde depuis quatre. J'ai vu aussi une grisette qui depuis six ans se prostituait à tout le monde, et qui avait un hymen tellement résistant que tous ceux qui avaient des rapports avec elle, supposaient, en raison de la difficulté qu'ils éprouvaient, qu'elle en était à son début. Je lui proposai de la débarrasser par le bistouri de cette anomalie, mais elle s'y refusa, prétendant que pour elle c'était une source de gain plus considérable.

Presque toutes les filles publiques sont atteintes de leucorrhée et d'inflammation chronique de l'intérieur du col. Trois fois sur cent j'ai rencontré dans l'épaisseur des petites lèvres des trajets fistuleux provenant sans doute d'anciens abcès, et laissant écouler un peu de pus chaque fois qu'on entr'ouvrait les petites lèvres. Deux fois sur cent j'ai trouvé des kystes dans l'épaisseur de la grande lèvre gauche; aucune ne présentait un clitoris développé outre mesure.

Chez une seule, Auvergnate d'origine, âgée de 22 ans et présentant tous les caractères du tempérament lymphatique le plus prononcé, j'ai trouvé une disposition particulière et rare de la vulve. Les grandes lèvres faisaient presque défaut, les petites lèvres n'étaient pas plus développées qu'à l'état normal, et la vulve ainsi que le pubis étaient *entièrement* dépourvus de poils.

La membrane muqueuse du vagin m'a présenté des différences nombreuses de coloration. Dans deux cas je l'ai rencontrée *violacée* uniformément, sans altération aucune; cette coloration semblait être due au développement extrême du réseau veineux; les petites lèvres avaient la même coloration, mais plus foncée encore.

Un phénomène qui se rattache au précédent et qui ne manque presque jamais, c'est la coloration plus vive de ces parties accompagnée d'un suintement très-clair et légèrement rosé, qui précède et accompagne les règles.

Le col de la matrice est de tous ces organes celui qui présente le plus constamment des altérations; quatre-vingt-dix fois sur cent au moins on le trouve

le siége de granulations ou d'ulcérations se continuant
souvent dans l'orifice et saignant quelque fois au moindre contact. Le métier de prostituée ne paraît pas in-
fluer beaucoup sur les règles ni sur le plus ou moins
d'embonpoint que présentent les femmes qui se livrent
à la prostitution ; chez une seule les règles ou plutôt
une métrorrhagie survenait tous les six ou huit jours;
elle était d'un tempérament faible et lymphatique; un
traitement tonique, et l'emploi des ferrugineux firent
bientôt cesser cet état morbide.

Causes de la Prostitution.

En amour, l'homme n'est, hélas! trop souvent
qu'un vil et *lâche* séducteur. Il brisera toute une
existence pour la satisfaction brutale d'un moment.
J.-J. ROUSSEAU.

Il est rare qu'une fille ou une femme se fasse inscrire sur les registres de la police et entre dans une
maison de tolérance sans avoir déjà mené, depuis plus
ou moins longtemps, une vie de désordre et de débauche. C'est lorsqu'elles sont trop connues et abandonnées
à leurs propres ressources, qu'elles en viennent à cette
dernière extrémité; mais par un reste de pudeur, ce
n'est pas à Clermont même qu'elles se font inscrire,
elles vont à Riom ou à Thiers (1); et ce n'est qu'après
avoir passé quelque temps dans les maisons de prostitution de ces deux villes, qu'elles se décident à revenir
à Clermont demander leur inscription sur les régistres
de la police.

La prostitution avouée, tolérée et règlementée, se
recrute donc presque toujours parmi les jeunes filles
qui ont déjà été débauchées; ce sont par conséquent
les causes de cette première débauche qu'il faut rechercher.

Elles sont nombreuses et variées.

_____

(1) Ces deux villes ont chacune plusieurs maisons de tolérance alimentées
presque exclusivement par les grisettes de Clermont.

En première ligne je n'hésite pas à mettre les mauvais traitements que font endurer à leurs enfants certains parents dénaturés, brutaux et dépourvus de l'éducation la plus élémentaire et la plus imparfaite. Voués le plus souvent, par leur faute et leur inconduite, à la misère la plus affreuse, ils se vengent en quelque sorte sur leurs enfants des torts de la fortune à leur égard. Ces pauvres petits êtres, habitués aux plus mauvais exemples, et qui n'ont pour guide que leur instinct, fuient le toit paternel dès qu'ils croient se sentir la force de se passer de leurs parents, qui de leur côté sont souvent aussi bien aises d'en être débarrassés. La misère, qu'ils ont cru fuir, les poursuit sans relâche; et si dans leur chemin ils rencontrent une fille déjà perdue, ou bien une de ces viles créatures qui font le métier d'attirer et de séduire par de belles promesses de pauvres jeunes filles pour les livrer à de riches débauchés, c'en est fait de leur existence, elles sont prostituées.

Il y a cependant des parents plus coupables encore que les précédents; ce sont ceux qui autorisent la prostitution de leurs filles et en tirent profit. Il n'est pas rare d'entendre raconter par des filles clandestines que telle ou telle de leurs camarades serait rouée de coups, privée d'aliments ou même jetée à la porte par ses parents (ordinairement *une mère),* si le soir en rentrant elle ne leur apportait de l'argent. Il en existe même qui débattent le prix des faveurs de leurs filles avec ceux qui les recherchent; c'est une indignité qui me fait vivement regretter d'être obligé de garder le secret et de ne pas pouvoir livrer à la publicité les noms de pareils scélérats.

Une autre cause de prostitution est l'abandon, en quelque sorte forcé, que font de leurs enfants certains parents trop malheureux et trop chargés de famille pour s'occuper en même temps de pourvoir à l'existence de tous et de les surveiller. Obligées d'aller travailler dans des ateliers, les jeunes filles y sont indifféremment placées à côté de filles plus âgées et souvent déjà perverties; les conversations obscènes, les mauvaises plaisanteries, les railleries les plus grossières dont elles sont l'objet, viennent bientôt jeter dans leur esprit les germes de la corruption, et les mauvais exemples achèvent de les perdre.

Combien, dans toutes ces circonstances, hélas! trop nombreuses, la charité publique n'aurait-elle pas à se louer d'avoir secouru à temps de telles infortunes et avoir ainsi prévenu ce malheur irréparable de la prostitution des jeunes filles, qui ne comprennent pas toujours la portée d'une première faute? Il est très-beau sans doute de pardonner, de secourir et ouvrir un refuge à celles qui ont failli et qui se repentent; mais ne serait-il pas mille fois préférable de prévenir? Certes, à Clermont, on n'a qu'à se louer du zèle et de l'activité avec lesquels les administrateurs des bureaux de bienfaisance recherchent les malheureux et soulagent les misères; mais souvent leurs ressources sont insuffisantes, et malheureusement aussi notre pays est un de ceux qui entre tous a le moins d'initiative pour le bien et le progrès, et où l'*amour de soi* est porté au plus haut degré.

Une cause non moins puissante de prostitution, et que tous les auteurs ont signalée, mais qui à Clermont a un caractère particulier, c'est la faiblesse du salaire des femmes dans les ateliers. Comment peut-ou concevoir qu'une jeune fille que la misère ou une première faute a fait sortir de chez ses parents, et qui néanmoins a bonne envie de travailler, puisse se suffire avec ce qu'elle peut gagner? Les plus adroites, mais aussi les moins nombreuses, reçoivent 15 à 20 sous par jour; un plus grand nombre n'ont que 50 centimes, et enfin la majorité peut à peine arriver à gagner 15 *à* 25 *centimes*. Quelques-unes enfin, ne pouvant pas trouver d'ouvrage aussi bien rétribué, sont obligées d'avoir recours à une de ces maisons riches, mais sans apparence, qui pratiquent sur ces pauvres malheureuses, qu'elles exploitent, le chantage le plus honteux et le plus dégradant que l'on puisse s'imaginer. Non-seulement elles réduisent le salaire à un prix d'autant plus bas qu'elles savent que les femmes qui s'adressent à elles sont en plus grand nombre, et qu'elles ne le font qu'en désespoir de cause; mais encore elles les obligent à recevoir le prix de leur travail, moitié en argent *et moitié en marchandises, cotées quel-*

quefois au-dessus du prix ordinaire de la vente. C'est
donc avec un salaire toujours insuffisant et souvent
même *incomplet*, qu'elles sont obligées de payer leur
loyer, leur entretien et leur nourriture; bien heureuses quand elles n'ont pas quelque parent infirme
à soutenir ou bien un enfant et quelquefois plusieurs
à élever. Les ouvrières qui sont entraînées à se prostituer par le sentiment affreux de la misère ou par
de pieux motifs, sont malheureusement nombreuses;
il y aurait une criante injustice à les mettre sur le
même rang que les filles perdues (1). La charité toujours si dévouée des sociétés de secours, ne devrait-elle
pas, dans ce cas encore, venir en aide à ces malheureuses mères, qui ne tombent dans la dégradation que
pour donner du pain à leurs enfants mourants de faim?
Je suis persuadé qu'en les leur faisant connaitre,
elles s'empresseraient de tendre une main secourable
à ces infortunées.

Comme cause de prostitution, on doit encore signaler l'exploitation des jeune filles par ces entremetteuses
qui savent attirer chez elles, pour les livrer à de riches
libertins, les pauvres filles encore innocentes et qui
ne reconnaissent l'étendue de leur faute qu'après avoir
été sacrifiées. « C'est une chose étonnante, que l'im-
» pudence avec laquelle un riche marchande les faveurs
» de la beauté indigente, et c'est un spectacle vrai-

(1) Fréguier, *Des Classes dangereuses.*

» ment douloureux que celui de la facilité avec laquelle
» le peuple se prête à ces honteuses manœuvres. C'est
» le comble de la dégradation sans doute dans celui-ci,
» mais c'est le comble de l'infamie dans les autres.
» Ces désordres sont dans les villes une des sources
» les plus grandes de malheurs et de prostitution (1). »

Une fois la jeune fille entrainée dans la pente du
vice, elle devient paresseuse; le goût du luxe et le
désir de briller lui font rechercher les maisons de
passe, où, tout en les exploitant, on les paie mieux qu'à
l'atelier. Peu à peu tout sentiment de pudeur, toute
fausse honte disparaissent; et lorsque arrive le moment
où leur fraîcheur est fanée, ou bien que des maladies
ont altéré leurs charmes, l'habitude du vice et de la
paresse les pousse dans la prostitution inscrite.

Enfin, comme dernière cause qui entraîne trop souvent de malheureuses femmes dans le gouffre de la
prostitution, c'est le désir d'élever et de nourrir un
enfant qu'elles n'ont pas voulu délaisser, alors que
leur amant, le père de l'enfant, les a tous deux aban-
donnés; j'en ai trouvé plusieurs exemples à Clermont,
et je n'hésite pas à dire que dans ce cas c'est toujours
la faute de la société. Il n'y a que trop de gens qui se
parent d'un rigorisme que leur front dément, des
fanatiques moraux qui, quelquefois plus criminels que
les autres dans leur conduite, croient se justifier aux

(1) Loc. cit.

yeux de la vertu en regardant avec une sainte horreur
et en traitant avec un pieux mépris la fille *courageuse
et estimable* qui nourrit elle-même son enfant et qui
s'expose ainsi aux traits envenimés des préjugés. On
ne considère pas si la malheureuse mère a été séduite,
trompée, abusée ; on ne veut rien donner à l'âge, aux
sens, à la jeunesse ; on la flétrit, on l'outrage, on la
repousse ; on l'oblige à mourir de faim, elle et son
enfant, ou à demander son existence au vice, si elle
veut rester bonne mère. Vous appartient-il, misérables
hypocrites, qui avez été peut-être l'amant de cette
pauvre fille et le père de ce malheureux enfant que
votre lâche et ignoble cœur abandonne, vous appartient-il de jeter la première pierre à celle qui a eu le
seul tort d'avoir eu en vous une confiance dont vous
n'étiez pas dignes ? Et vous, rigoristes de toutes les
classes, savez-vous où vous conduisent votre morale
et vos préjugés ? « A flétrir l'innocence au lieu de punir
le coupable. Vous versez la honte et l'outrage sur la
faiblesse pour protéger l'intérêt de la force ; l'amour
de la mère, cette base de l'ordre social et des familles,
vous le sacrifiez à des conventions arbitraires. Votre
dépravation fait la mesure de l'état de l'enfant ; et la
mère, comprise dans cette proscription, éloigne d'elle
l'enfant qui ne présente à son imagination subjuguée
qu'un éternel sujet de repentir et de honte ; de là est
né l'infanticide et l'abandon. De malheureuses femmes,
pour cacher leur faiblesse, abandonnent ceux qu'elles

auraient élevés et chéris, si un préjugé terrible ne leur eût commandé cet affreux dévouement. » Si quelques-unes, plus nobles, plus courageuses, ont résisté, la misère les a pour la plupart obligées à demander au vice le pain que votre charité trop connue leur a refusé, ou à abandonner ces pauvres petits êtres alors qu'ils sont encore incapables de savoir se conduire. L'infanticide, l'abandon, la misère et la honte, voilà votre œuvre, et vous voulez qu'on vous honore!

A ceux qui sont animés d'un esprit de charité véritable, et le nombre en est grand, Dieu merci, je leur recommanderai, lorsque sur leur chemin ils rencontreront quelque pauvre fille dans cette triste position, de lui dire ces paroles qu'a écrites un de nos grands moralistes : Mes pauvres filles, ne mourez pas de honte et ayez encore moins la pensée de faire mourir avant d'être né le fruit innocent d'un moment de faiblesse où le menteur vous a surprise. Souvenez-vous que l'opinion publique pardonne la faute de la fille à la tendresse de la mère; nourrissez votre enfant, élevez-le avec soin, aimez-le comme un pauvre petit être délaissé au berceau par son protecteur naturel. Apprenez ensuite à votre enfant qu'on n'est pas déshonoré pour avoir été abandonné par son père, parce que nul n'est déshonoré pour le crime d'autrui. Honte à quiconque lui reprocherait sa naissance et ne lui tiendrait nul compte de ses bonnes qualités!

Et après lui avoir donné ces sages conseils, tendez-lui une main secourable, protégez-la, donnez-lui ou faites-lui donner les moyens de remplir dignement ses devoirs de mère. Vous aurez fait une bonne action, vous aurez suivi les préceptes qui vous ont été dictés et qui doivent être votre règle, votre loi de tous les jours ; vous aurez enfin contribué à détruire une des causes les plus affreuses de la prostitution.

Maisons de Prostitution.

A Clermont, les maisons de prostitution sont au nombre de treize, réparties ainsi qu'il suit :

Dans la rue Saint-François..........	1
— Prévote...............	1
— des Trois-Raisins........	6
— des Petits-Fauchers.......	3
Impasse des Fauchers..............	2
	13

La première, placée dans une rue isolée et à l'une des extrémités de la ville, est aujourd'hui la seule qui soit éloignée de toutes les autres, situées dans un même quartier au centre de la ville. Il n'y a pas longtemps, il en existait une rue Renoux ; mais ayant été supprimée, l'administration n'y a plus permis l'existence d'une autre tolérance. Toutes les autres maisons de tolérance sont situées dans la rue des Trois-Raisins, dans la rue et impasse des Fauchers et rue Prévote. A l'exception d'une ou deux, toutes se font remarquer par l'excessive malpropreté de leur intérieur ; les exigences de la police font que l'air et la lumière y manquent dans les appartements, en général trop exigus. Les chambres y sont presque toutes disposées d'une manière vicieuse, et beaucoup ont au-dessus de leur porte d'entrée des jours garnis de simples carreaux non dépolis et dépourvus de rideaux ; il résulte de cet arrangement que ceux qui se trouvent dans l'appartement peuvent n'être pas à l'abri de regards indiscrets. Il m'a été raconté à ce sujet par une maîtresse de maison qu'un riche particulier, dont je tais le nom, rassasié sans doute des plaisirs habituels qu'il se donnait dans cette maison, voulait jouir du plaisir des autres, et offrait quelques centaines de francs pour qu'on pratiquât dans une cloison une ouverture dissimulée par où il pourrait à son aise satisfaire ses goûts et sa curiosité. Il est bien entendu que son argent fut accepté, et à quelques jours de là on l'invita à venir prendre place. Il s'aperçut d'abord que l'ouverture était ancienne, et fut ensuite assez désagréablement surpris, à ce qu'il paraît, de reconnaître la chambre où il se contentait de prendre des plaisirs plus naturels, et dut penser que lui-même aurait bien pu être mis en spectacle de la même manière. Il en fit le reproche, mais on lui affirma que jamais on n'y avait songé avant lui. Il fut bien obligé de se contenter de cette affirmation ; depuis lors cependant, il ne met plus les pieds dans cette maison, au grand désespoir de la propriétaire et des locataires, dont il était un des meilleurs clients.

Les chambres sont, pour la plupart, dépourvues d'ustensiles propres à la toilette ; elles sont malpropres, mal tenues, et ce qui se passe et se dit dans l'une est entendu dans l'autre ; quelques-unes ont plusieurs lits

et peuvent par conséquent loger un plus grand nombre
de femmes. Les différentes administrations qui se sont
succédé dans notre ville ne se sont jamais occupées,
que je sache, de mettre ordre à cet état de choses, et
cependant c'est à cette propreté, à cette bonne aération
qu'est due, dans le nord et surtout en Belgique, la diminution marquée du nombre des maladies syphilitiques
et leur gravité moins grande. On serait presque tenté de
croire qu'à Clermont nos administrateurs auraient la
prétention d'anéantir la prostitution par les vexations de
toute nature dont ils accablent les prostituées. Il semble
que peu leur importe que ces dernières soient reléguées
dans des cuvages sans air et sans lumière, pourvu que
les règlements qui les concernent soient exécutés à la
lettre. Cependant, s'ils se donnaient la peine de lire et
de méditer le 23e chapitre de l'ouvrage de Parent-Duchatelet, ils changeraient probablement de manière de voir
et resteraient convaincus que, loin de chercher à diminuer le nombre des maisons de tolérance, il faudrait au
contraire en permettre l'augmentation dans les limites
compatibles avec le bon ordre public, et cela *dans
l'intérêt même* de la morale et de l'hygiène publique.
Il faudrait leur permettre des rues, certainement isolées, mais au moins où l'air fût moins infecté et où le
soleil ne fût pas seulement connu de réputation. L'administration fait actuellement une position telle aux
maisons de prostitution que les filles qui les habitent
se hâtent de les quitter et les étrangères ne veulent pas

y venir. Les maîtresses de maisons sont unanimes pour
dire que, si cet état de choses se prolonge, elles ne pourront pas conserver de femmes. Il semblerait alors qu'en
persévérant on aurait obtenu ce que l'on voulait obtenir,
c'est-à-dire la disparition complète des maisons de tolérance, et partant des prostituées ; c'est une erreur des
plus grandes, car loin d'amoindrir les proportions de la
prostitution on aurait justement fait le contraire. En
effet, moins il y a de femmes inscrites plus il y a de
filles clandestines, et par conséquent plus de chances
pour propager les maladies de toute nature qui sévissent
non-seulement sur ceux qui en sont directement atteints,
mais encore sur les générations qui leur succèdent. Il
est donc bien dur de faire un pareil aveu, mais nous y
sommes obligé : il faut qu'il y ait des maisons de prostitution, parce que leur existence est nécessaire et
qu'il serait contre toutes les lois de la raison et de l'expérience de chercher à les détruire, leur destruction,
impossible d'ailleurs, ne faisant que produire des maux
et des désordres mille fois plus graves.

Paris, qu'on peut toujours et partout citer comme
exemple, ne suit pas aujourd'hui d'autre ligne de conduite à cet égard. L'administration y a eu toujours
pour l'hygiène une telle sollicitude, qu'en 1811 M. Pas-
quier, alors préfet de police, fit une ordonnance datée
du 26 juillet par laquelle *une visite générale de toutes
les maisons connues de l'administration serait faite sans
retard, et que toutes celles qui pécheraient par défaut d'es-*

*pace et d'air, et qui par conséquent pourraient être regar-
dées comme insalubres, seraient fermées.* A Clermont, si
pareille mesure était prise, il faudrait fermer dix maisons au moins (1).

Depuis les ordonnances de saint Louis jusqu'à nos
jours, les maisons de tolérance ont été reléguées autant
que possible dans des quartiers éloignés ou dans ceux
où il ne passe que peu de monde. Il leur est défendu
de s'établir près des églises, temples ou synagogues,
auprès des casernes et des pensionnats. Quoique cette
ordonnance n'ait pas été toujours exécutée rigoureuse-
ment, aujourd'hui on l'a généralement mise en vigueur, et c'est à une considération de ce genre qu'est
due la suppression de la maison de tolérance autrefois
établie rue Renoux. L'administration de notre ville ne
permet qu'avec une extrême difficulté l'établissement
de nouvelles maisons; et si elles les autorisait, ce ne
serait qu'à la condition expresse qu'elles se placeraient
le plus possible à côté de celles qui existent déjà. Si
cette concentration offre des avantages pour une surveillance collective, elle présente aussi bien des inconvénients. Une rue qui n'est habitée que par des filles
publiques, est en général regardée par celles-ci comme
leur propriété, leur domaine exclusif, et elles s'y per-

_____

(1) Cet état de malpropreté se fait également remarquer dans presque toutes
les maisons des faubourgs et des rues habitées par la classe ouvrière. Il serait
bien à désirer que la loi du 13 avril 1850, touchant l'assainissement des logements insalubres, reçût dans notre ville son exécution la plus sévère.

mettent toute espèce de désordre : les passants y sont
souvent victimes de leurs agaceries, de leur grossièreté
et même de leurs attaques; et à moins d'établir près
d'elles un poste de surveillance il est à peu près impossible qu'il en soit autrement. A Paris il est de règle
qu'il y ait une certaine distance entre chaque maison
de tolérance, parce que deux maisons établies dans
une rue étroite, l'une à côté de l'autre ou l'une vis-
à-vis l'autre, peuvent dans certains cas devenir la cause
de rixes, de querelles, par conséquent troubler l'ordre
public et nécessiter l'intervention de l'administration.
A Clermont, ces inconvénients existent de toutes
les manières; ainsi, dans la rue des Trois-Raisins,
cinq maisons sont placées porte à porte, et la sixième
se trouve en face de deux des précédentes. Dans l'impasse des Fauchers les deux qui y existent se font vis-
à-vis, et dans la petite rue des Fauchers deux des
trois maisons qui y sont établies sont contiguës, et
la troisième leur fait face. Cette disposition fâcheuse
a déjà été la cause de bien des querelles, de rassem-
blements et de rixes; il n'y a même pas longtemps,
deux souteneurs se prirent de querelle pour une fu-
tilité; ils en vinrent aux mains, et l'un d'eux fut frappé
d'une façon assez brutale. Il y eut une plainte portée;
mais l'administration d'alors ne voulut pas poursuivre
l'affaire, probablement par la raison toujours aussi
peu sensée que, ces sortes de gens étant en quelque
sorte hors la loi et indignes de la moindre protection,

ils pouvaient se battre à loisir, pourvu que la paix publique n'en fût pas troublée.

Cette manière de faire est déplorable, en ce que cette indifférence de la part de l'administration conduirait infailliblement à des désordres plus graves, qu'il vaut mieux prévenir que réprimer.

Cette agglomération des maisons de tolérance dans une même rue a encore un inconvénient grave : c'est que celles-ci, n'étant reconnaissables par aucun signe extérieur bien caractéristique, exposent les maisons honnêtes à ce qu'on les prenne pour leurs voisines et à être l'objet des attaques des individus qui veulent s'en faire ouvrir les portes ; aussi, serait-il convenable que toutes les maisons de prostitution eussent une apparence extérieure telle que le plus étranger ne pût s'y méprendre. Comme à Paris et dans certaines grandes villes bien administrées, il faudrait forcer ces maisons de munir leurs croisées de volets faits de la même manière et peints d'une couleur uniforme, de placer au-dessus de leur porte d'entrée leur numéro de rue avec des dimensions exagérées, comme vingt centimètres par exemple, et peints de la même manière pour tous ; de cette façon, ces maisons attirant l'attention de ceux qui les recherchent, il faudrait bien vouloir se tromper pour s'adresser aux maisons voisines.

Du Costume.

Pour vous, ô femmes! le but constant de votre
sexe doit être d'éviter que le public parle de
vous; et le plus grand éloge que vous puissiez mé-
riter, c'est de n'être l'objet ni de la censure ni de
l'applaudissement.

PÉRICLÈS. *Traduit de Thucydide.*

Dans l'antiquité, les filles publiques n'étaient assujetties à aucune règle touchant leur costume; dans
l'ancienne Grèce, les courtisanes, comme toutes les
femmes en général, étaient tenues, par une loi somp-
tuaire, de se vêtir avec luxe, et des peines sévères étaient
infligées à celles que l'on trouvait en négligé ou mal
coiffées (1). Sous la république romaine il n'est rien
dit du costume des courtisanes; sous les empereurs au
contraire, les édiles exigaient des femmes se livrant à
la prostitution qu'elles missent un costume particulier
qui permettait de les distinguer immédiatement des
femmes honnêtes, et leur édit était exécuté avec la dernière rigueur. En France on ne trouve sur ce sujet
aucune ordonnance avant saint Louis. Ce grand roi,
qui avait la prostitution en horreur, essaya à diverses
reprises et toujours inutilement de la détruire en
faisant contre les femmes publiques des ordonnances
qui ne purent jamais être exécutées. Ne pouvant donc

(1) De Paw, *Recherches philosophiques sur les Grecs.*

les chasser, il leur imposa un costume particulier
qu'elles surent également se dispenser de porter. Presque tous les rois qui lui succédèrent essayèrent aussi de
contraindre les prostituées à porter un vêtement dis-
tinctif; mais ce fut toujours vainement. Aujourd'hui on
les laisse libres de se vêtir à peu près comme elles l'entendent, pourvu toutefois qu'elles ne se mettent pas
d'une manière indécente ou d'une façon tellement extraordinaire qu'elle se fassent trop ouvertement reconnaître. Cette liberté qu'on leur laisse a pourtant, il faut
bien le dire, un bon côté, et la mode, qui en France
est toujours *au variable,* lui doit plus d'obligations
qu'on ne pouvait le supposer d'abord. Ne sont-ce pas
en effet les belles courtisanes de Paris et les filles publiques des classes les plus élevées qui, les premières,
risquent ces toilettes, souvent excentriques, que la
mode fait ensuite adopter par nos plus grandes dames,
pour passer de là dans les classes moins riches? Ne
sont-ce pas les prostituées élégantes de nos villes de
province qui, les premières aussi, se montrent en public
avec ces mêmes toilettes encore inconnues, et qui sont
ensuite aussi promptement adoptées par la population
à la mode? Mais à côté de cet avantage, se présente un
inconvénient plus sérieux : c'est qu'une fois ces modes
adoptées, rien n'est plus commun que de confondre une
prostituée riche et élégante avec une dame du grand
monde, et réciproquement ; celle-ci même, affectant
trop souvent une mise et un maintien compromettants,

s'expose ainsi à être outragée par l'étranger qui, trompé par les apparences, s'adresse à elle, croyant avoir à faire à toute autre.

Cela est malheureusement arrivé plusieurs fois à Clermont en très-peu de temps ; et ces méprises, que tout le monde déplore, n'ont certainement pas d'autre cause que cet engouement dont sont possédées les jolies femmes de notre pays pour la mode, et leur désir non moins vif, mais moins raisonnable, de se faire remarquer entre toutes. C'est une conséquence fâcheuse de l'éducation trop peu sévère qu'on donne de nos jours aux jeunes filles.

Inscription.

Une fois le voile de la pudeur déchiré, certaines femmes en viennent jusqu'à n'envisager que comme très-simple ce qui leur avait paru en premier lieu très-affreux.

CATILINI.

L'inscription d'une femme qui veut se prostituer, se fait de diverses manières suivant les localités ; à Paris on y procède de trois manières différentes : 1° lorsque la femme se présente elle-même et réclame son inscription ; 2° lorsqu'elle se fait arrêter en flagrant délit de raccrochage par les inspecteurs du bureau des mœurs, alors elle est inscrite d'office ; 3° lorsqu'elle est amenée par une maîtresse de maison qui veut en faire une de ses pensionnaires. Ce dernier mode n'est plus toléré depuis peu, afin de déjouer les manœuvres des dames de maisons, toujours à l'affût des jeunes filles qui ont commis une première faute, et que quelques bons conseils ou même un moment de réflexion pourraient faire revenir au bien.

En province au contraire, ce dernier mode est à peu près le seul adopté pour l'inscription des filles publiques, et ce n'est que par exception qu'une jeune fille vient elle-même demander son inscription ; elle préfère se prostituer clandestinement jusqu'au jour où un agent, la prenant sur le fait, l'arrête et la fait monter au bureau de police, où elle est inscrite d'office, si rien ne s'y oppose.

A Clermont, dès qu'une fille réclame son inscription, on y procède sans aucune difficulté ; on suppose, peut-être avec juste raison , que pour faire une pareille démarche il faut qu'elle ait foulé aux pieds tout sentiment de pudeur et d'honnêteté. On lui demande son nom, son âge, le lieu de sa naissance, on prend son signalement, et tout est dit; on joint à cela un acte de naissance, quand il y en a un, ou un passeport que la fille a presque toujours soin de se procurer.

Quoique les règlements qui concernent les prostituées n'en parlent point, l'âge de vingt et un ans est celui qui est exigé pour que l'inscription puisse avoir lieu ; et c'est pour constater cet âge, qu'aujourd'hui on exige de la fille au moins un passeport. Mais si l'on songe à la manière dont on délivre les passeports dans presque toutes les communes, il est évident qu'il est presque impossible d'éviter la fraude. En effet, il arrive souvent que les parents de jeunes filles qui se conduisent mal , désirent les éloigner du pays dans l'espoir de les voir se corriger, ou bien pour ne pas être témoins de leurs désordres; pour cela , ils leur font délivrer des passeports en y faisant consigner l'âge de vingt et un ans. L'employé ne fait ordinairement aucune difficulté, soit que la fille lui paraisse être majeure, soit parce qu'il prend part à la malheureuse position des parents qui réclament de lui ce service; il en résulte qu'un assez grand nombre de mineures sont inscrites comme ayant atteint leur majorité. Sur mille six cent une inscriptions, il y en a, sans compter les cas de fraude, quatre-vingt-dix qui sont faites avant vingt et un ans. Ce chiffre, qui représente cependant le quinzième du nombre total des prostituées inscrites en vingt-trois ans, est bien au-dessous de la vérité, car sur cent filles publiques que l'on inscrit, il y en a bien vingt-cinq qui sont inscrites avant leur majorité.

L'expérience, dont on semble ne tenir aucun compte à Clermont, a depuis longtemps démontré que l'âge de la majorité ne devait pas être·absolument exigé pour procéder à l'inscription. En effet, ce n'est qu'après s'être livrées pendant plus ou moins longtemps à la prostitu-tion clandestine, que les jeunes filles viennent réclamer leur inscription; et si à défaut d'âge on la leur refuse, elles n'en continuent pas moins clandestinement leur métier de prostituées, chose à laquelle on devrait s'ef-forcer de mettre fin; elles ne sont dans ce cas soumises qu'exceptionnellement, et par mesure administrative, à des visites sanitaires. Elles sont donc plus susceptibles que les prostituées inscrites de communiquer la syphilis, que l'on cherche à faire disparaître; c'est donc aussi une faute capitale de ne pas vouloir inscrire, même d'office, les filles mineures que leurs parents abandonnent et que leurs penchants naturels entraînent à se prostituer. C'est à des considérations de cette nature qu'est dû l'abaissement successif de l'époque légale de l'inscription à Paris. Actuellement, cette époque a été fixée à seize ans, et toutes celles qui au-dessous de cet âge viennent réclamer leur inscription, sont enfermées à Saint-Lazare jusqu'à ce que les démarches faites auprès des parents pour qu'ils les reprennent n'aient eu aucun résultat, ou bien jusqu'à ce qu'elles aient atteint leur seizième année. Il en est donc de la limite d'âge comme de la prostitution elle-même : il faut savoir accepter et tolérer ce qu'on ne peut empêcher. Depuis très-peu de temps, il est vrai, on soumet les mineures ou autres qui sont surprises se prostituant, ou qui sont dénoncées comme telles, à des visites périodiques; mais cela se fait, il faut bien le dire, d'une manière tout arbitraire; et si malheureusement une de ces filles, bien soutenue, voulait braver le scandale d'un procès public, elle mettrait certainement l'administration dans un grand embarras.

A Paris, dès qu'une fille se présente à l'enregistrement, que cela soit de gré ou de force, l'employé du bureau des mœurs lui fait subir un interrogatoire qu'il a soin de consigner sur un registre particulier. Il inscrit sur un bulletin détaché son nom, son âge, le lieu de sa naissance, sa profession et sa demeure actuelle; au moyen de ce bulletin, qu'il fait passer au bureau des renseignements judiciaires, il est informé de suite s'il n'a pas été trompé; et pendant que les recherches se font, l'employé continue son interrogatoire et demande à la femme si elle est mariée, veuve ou célibataire; si

ses père et mère sont vivants et leur profession; si elle
demeure avec eux ou depuis quel temps elle en est séparée, et les motifs qui l'ont déterminée à les quitter; si
elle a eu des enfants et si elle les conserve; depuis quand
elle habite Paris, et si elle ne connaît personne qui pourrait la réclamer; si elle a été déjà arrêtée, pour quels
motifs et combien de fois elle l'a été; si elle a déjà fait
le métier de prostituée quelque part et depuis quand
elle le fait; si elle a ou si elle a eu une ou plusieurs
affections vénériennes; si elle a reçu une éducation
quelconque, et enfin quels sont les motifs qui l'ont déterminée à demander son inscription. Pour peu que
l'employé comprenne bien sa mission, il obtient aisé-
ment des réponses satisfaisantes, qu'il consigne sur un
registre à part, et peut suivant le cas varier les demandes
*et ne pas craindre surtout de prendre trop de renseigne-
ments.* Si alors les notes du bureau des renseignements
judiciaires démontrent la vérité des réponses faites aux
demandes de l'employé, on l'inscrit *provisoirement* si
elle n'a pas ses papiers (acte de naissance, et passeport
si elle est étrangère à la ville). Si l'on s'aperçoit qu'elle
a menti, on la mande de nouveau et on l'interroge en
modifiant les demandes et en lui donnant à entendre
qu'elle a essayé de tromper l'administration. Il est rare
que dans ce cas elle cherche à cacher plus longtemps la
vérité, car elle comprend que son inscription provisoire
a attiré sur elle l'attention clairvoyante de la police et
qu'il est inutile de lui cacher désormais quoi que ce soit.

Si l'acte de naisance n'est pas apporté par la fille, on écrit au maire de sa commune afin de le faire expédier à l'administration. La formule employée pour ces sortes de demandes aux maires, varie suivant que la femme est majeure ou mineure. Dans le premier cas la formule était celle-ci :

« MONSIEUR LE MAIRE,

» Il importe que je sois fixé sur l'individualité de la nommée   , qui dit être native de votre   ; je vous invite, en conséquence, à vouloir bien me transmettre le plutôt possible, et sans frais, l'extrait de l'acte de naissance de cette fille. »

Dans le second on employait celle-ci :

« MONSIEUR LE MAIRE,

» Une fille qui dit se nommer *(nom et prénoms)*, être née à *(lieu de naissance)*, et avoir *(âge)* ans, vient de se présenter dans mes bureaux pour demander son inscription sur le contrôle des femmes publiques. Elle a déclaré que *(parents)* habite   votre *(domicile)*. Je vous prie de vouloir bien vous informer de la position de *(famille)* et me faire connaître quels moyens elle prendrait pour assurer auprès d'elle le retour de cette jeune personne dans le cas où elle voudrait qu'elle lui fût renvoyée. »

C'est ici le lieu de faire remarquer combien l'administration de Paris est paternelle, prévoyante et jalouse de sauvegarder l'honneur et l'intérêt des familles. Pensant que ces formules faisaient dépasser le but qu'on se proposait d'atteindre et ne ménageaient pas assez la susceptibilité des familles, elle leur substitua celle-ci :

« MONSIEUR LE MAIRE,

» Il m'est parvenu sur la conduite d'une jeune fille qui a déclaré se nommer   , être née à
le   du mois de   de l'année   ,
des renseignements qui ont motivé sa comparution dans mes bureaux ; on lui a adressé les représentations propres à la déterminer à retourner à   ; mais elle s'y est refusée, bien qu'il lui ait été offert à cet effet un passe-port gratuit avec secours de route.

» Comme mon administration n'a aucun moyen légal de la contraindre, je ne puis que vous prier, Monsieur le Maire, de donner avis de cette communication *toute confidentielle* à *(père ou mère ou parents)*, en l'engageant à prendre sans retard, pour assurer le retour de ladite
            les dispositions qu'il jugera convenables.

» Si *(un des parents)* se déterminait à recourir aux moyens de correction mentionnés à l'article 377 du code civil, et qu'il obtînt une ordonnance du président du tribunal civil de   , veuillez me la transmettre, et je me charge de la faire exécuter. »

On apprit cependant bientôt que, malgré la recommandation expresse de ne faire part à personne de ces communications, certains maires ou employés de mairies avaient commis des indiscrétions dont la conséquence pouvait empêcher plus tard le retour de ces filles dans leurs familles si elles revenaient au bien ;

et on s'arrêta définitivement à une nouvelle formule ainsi conçue :

« MONSIEUR LE MAIRE,

» Je vous prie de faire remettre le plus promptement possible au sieur   , votre administré, la lettre ci-jointe et de m'en accuser réception dans la huitaine. »

La lettre dont il est question est cachetée et voici ce qu'elle contient :

« MONSIEUR,

» Votre fille   âgée de   ans, a été arrêtée le   , pour fait de débauche *(en cas de maladie*, et placée à l'infirmerie de Saint-Lazare, afin d'y recevoir les soins que sa santé exige).

· » On l'a invitée à retourner près de vous, mais elle s'y est refusée, bien qu'il lui ait été offert un passeport gratuit avec secours de route.

» Je vous prie en conséquence de me faire connaître quels moyens vous comptez employer pour assurer son retour *(en cas de maladie*, après guérison), au cas où vous ne pourriez venir la chercher vous-même ou charger une personne sûre du soin de la renvoyer. »

A Clermont, ce n'est pas ainsi qu'on procède, et non-seulement on ne tient aucun compte de la suscep-tibilité des familles, mais encore en agissant comme on le fait on risque d'ôter pour toujours à la jeune fille qui plus tard voudrait changer de conduite tout moyen de retour dans sa famille.

Lorsque, par une cause quelconque, une fille vient réclamer son inscription, on commence par la mettre au *violon*, on prévient le médecin du dispensaire pour la faire visiter; et, *malade ou non,* si elle est étrangère à la ville et sans moyens d'existence ou domicile fixe, on l'enferme à la maison d'arrêt, en vertu des ordres de M. le Maire, de la loi du 10 vendémiaire an IV, de la lettre du Préfet du Puy-de-Dôme du 20 décembre 1824 et de l'arrêté de police du 14 juillet 1836 sur le vagabondage et les femmes publiques. Puis en vertu des lois du 14 décembre 1789, 16-24 août 1790, 19-22 juillet 1791 et 10 vendémiaire an IV, de la lettre du Préfet du 20 décembre 1824 et des différents arrêtés et règlements concernant les femmes publiques, notamment celui du 14 juillet 1836, on l'extrait de la maison d'arrêt pour la faire conduire chez ses parents ou dans sa commune, sous escorte de la gendarmerie, à moins qu'une dame de maison ne veuille la prendre pour pensionnaire.

Comme on le voit, il n'est nullement question d'avertir la famille; aussi le mode employé est-il des plus déplorables. Il a l'inconvénient immense de faire regarder ces filles ainsi reconduites comme des criminelles que la loi frappe, et a pour conséquence de les faire généralement repousser comme des mauvais sujets de la pire espèce. Le but qu'on se propose d'atteindre est donc totalement manqué; on ne devrait l'employer que dans les cas les plus exceptionnels, comme à Paris.

En 1857, sur cinquante-cinq femmes arrêtées comme se livrant à la prostitution et déposées à la prison, seize ont été renvoyées sous escorte de la gendarmerie. En 1858, sur cinquante-deux arrêtées, vingt-huit ont eu la société de MM. les gendarmes pour retourner dans leurs foyers ; eh bien! au dire des employés de la police, sur ces quarante-quatre filles emmenées par les gendarmes, pas une n'a pu rester dans son pays, et on les a toutes retrouvées à Clermont quelque temps après. Cela se conçoit par la raison même que, ne pouvant se placer nulle part et ne pouvant trouver de l'occupation, elles sont réduites à s'enfuir de nouveau.

J'ai vu au bureau de police une pauvre fille de la montagne, enceinte de sept à huit mois, et arrêtée comme se livrant à la prostitution, me dire en pleurant qu'elle s'était sauvée de chez elle pour cacher sa première faute ; que, si on la faisait reconduire par la gendarmerie, elle serait à jamais perdue ; qu'elle ne s'était livrée à la prostitution que par nécessité et pour amasser de quoi soigner son enfant. Dans son langage et dans ses allures je crus reconnaître qu'elle était sincère, et pour lui éviter la conduite militaire je crus devoir l'envoyer à l'hôpital comme atteinte d'un écoulement qui certainement n'était pas de nature contagieuse, dans l'espoir qu'on l'y retiendrait jusqu'après ses couches.

J'ai usé de ce moyen une seconde fois en faveur d'une autre fille que son honorable maître avait trouvé moyen de rendre enceinte, puis ensuite de mettre à la porte.

Ce cas, qui se rencontre assez fréquemment, ne peut pas toujours avoir une solution aussi satisfaisante ; je m'en expliquerai au chapitre des soins sanitaires.

L'inscription d'une femme mariée est entourée à Paris de précautions et de difficultés nombreuses. Dès qu'une d'elles vient réclamer son inscription, ou bien si elle est arrêtée provoquant dans les rues, on lui fait subir *immédiatement* un interrogatoire, et si elle n'est pas reconnue entièrement vicieuse et pervertie, on lui fait une verte morale et on la relâche ; dans le cas contraire on ne procède à son inscription qu'après avoir invité inutilement le mari à la reprendre, ou avoir obtenu de lui une autorisation écrite. Si le mari est disparu, on le fait activement rechercher, et ce n'est qu'après avoir bien constaté l'inutilité des recherches qu'on rend l'inscription définitive.

Il est bon, disent MM. Poirat-Duval et Trébuchet, qu'une femme soit immédiatement interrogée, car si l'on avait à faire à une mineure ou à une femme mariée qu'un moment d'aveuglement aurait fait dévier du sentier de l'honnêteté, dans ce cas, l'absence prolongée révélerait un écart qu'il vaut mieux ensevelir dans l'oubli que de le livrer au grand jour, sans profit pour la morale et au risque de compromettre la tranquillité des familles.

Ne voit-on pas, dans cette manière de procéder de l'administration de Paris pour tout ce qui regarde la prostitution, combien sont grandes sa sagesse, sa modération, et combien elle pousse loin sa sollicitude pour la famille?

A Clermont, rien de tout cela ; l'administration n'entre pas dans toutes ces considérations. Une femme est-elle dénoncée comme se livrant à la prostitution, on l'invite à monter au bureau de police; et si elle n'y ose pas venir, on l'envoie chercher par un agent *en costume*, ce qui attire toujours l'attention du quartier et compromet déjà beaucoup la personne accusée, alors même que la dénonciation serait injuste et le fait d'une jalousie, comme cela se voit assez fréquemment. Jusqu'à ce jour on n'a pas eu de méprise à déplorer, mais par cela seul que la chose *pourrait* arriver, ne devrait-on pas procéder d'une manière toute différente?

L'inscription des enfants trouvées et des orphelines ne se fait également à Paris qu'après en avoir donné connaissance au conseil de tutelle des hôpitaux, ou au tuteur. Je n'ai pu me renseigner sur le moyen employé en pareil cas à Clermont.

Dans notre ville, dès que l'inscription est demandée ou imposée, on la pratique sur un registre in-folio à dix colonnes, dont j'ai cru devoir donner le modèle, afin d'en faire comprendre les imperfections.

Nos d'ordre.	NOMS et PRÉNOMS.	AGE.	ORIGINE.	NOMS ET PRÉNOMS des matrones ou filles chez lesquelles elles habitent du père et mère	INDICATION de la rue, du nom du propriétaire et du n° de la rue.	DATE de leur entrée, sortie ou changement.	SIGNALEMENT.	OBSERVATIONS.
384	X. Caroline (Paquita.)	29 ans.	Beaucourt (H.-Rhin).	Fille de feu et de défunte X.	C....	Rue Renoux, 6.	1er octobre 1857.	Taille, 1m,62. Chev. et sourc. chât. Front ordinaire. Yeux châtains. Nez ordinaire. Bouche grande. Menton rond. Visage ovale. Teint coloré. Signe particulier : Cicatrice à la joue.	A l'hôpital le 2 déc. 1857. Sortie le 1er janv. 1858. A l'hôpital le 5 février. Sortie le 11 février. Partie pour Périgueux le 24 février 1858.

Dans la première colonne on inscrit un numéro d'ordre que la fille conserve toujours et qui sert à faciliter les recherches ; dans la seconde on inscrit le nom et le prénom , et quelquefois le nom de guerre. Dans la troisième est écrit l'âge. Dans la quatrième le lieu de naissance ; dans la cinquième les noms et prénoms du père et de la mère, ou leur état civil. Il serait à désirer qu'on y mît aussi la profession et le domicile des père et mère. Dans la sixième on inscrit les noms des matrones ou filles chez lesquelles habitent les prostituées. Dans la septième se trouve l'indication de la rue et du numéro de la maison, et le nom du propriétaire de la maison. Dans la huitième est la date de leur entrée, sortie et changement de maison. Dans la neuvième on place leur signalement, et enfin dans la dixième se trouvent les observations, la date de leur entrée à l'hôpital et de leur sortie, celle de leur départ de Clermont et de leur retour. Il serait très-utile qu'il y eût une onzième colonne où l'on inscrirait en regard de leur entrée à l'hôpital, le genre de la maladie pour laquelle on les y a envoyées ; et enfin une douzième colonne où seraient inscrites les condamnations ou punitions encourues, ainsi que leurs causes. Il serait également utile de consigner en tête de la colonne des observations leur degré d'instruction.

On a un registre répertoire où elles sont inscrites par lettres alphabétiques avec leur numéro d'ordre en regard , de façon qu'on peut immédiatement retrouver leur position.

Il serait fort important qu'on eût à Clermont un second registre où seraient inscrites les maisons de tolérance et de passe, dans le genre du modèle ci-dessous :

NUMÉRO D'ORDRE.	NOMS sous lesquels la maison est tenne.	MAISON de tolérance ou de passe.	NOM du propriétaire. — INDICATION de la rue et du numéro	NOMBRE de filles autorisées à y habiter	DÉLITS ou contraventions.	PEINES et punitions	OBSERVATIONS

Dans la colonne des observations on indiquerait les changements survenus aux articles des autres colonnes.

Une fois le registre rempli et l'inscription faite, on délivre à la fille une carte en fort carton, sur le recto de laquelle sont inscrits son numéro d'ordre, ses nom et prénoms et le nom de la maison qu'elle habite; il devrait y avoir aussi le nom de la rue et le numéro; puis au-dessous, dans une première colonne, les douze mois de l'année, et dans les trois autres, les visas des trois visites de chaque mois; au verso, se trouvent en substance les obligations et défenses imposées aux filles et femmes publiques. Je crois utile de donner ci-contre le modèle de cette carte et de ce qu'elle contient.

№ {La nommée dite¹} 1858.			
MOIS.	1er VISA.	2e VISA.	3e VIS.
Janvier.............			
Février.............			
Mars...............			
Avril...............			
Mai................			
Juin................			
Juillet.............			
Août...............			
Septembre..........			
Octobre............			
Novembre..........			
Décembre..........			

OBLIGATIONS ET DÉFENSES

IMPOSÉES AUX FILLES ET FEMMES PUBLIQUES.

Les filles et les femmes publiques doivent être munies d'une carte d'inscription; elles devront la représenter à toute réquisition, à tous officiers ou agents de la police.

Elles sont tenues de se présenter trois fois par mois, aux jours indiqués, au dispensaire de salubrité, pour être visitées; mention de cette visite sera faite sur leur carte d'inscription.

Elles ne peuvent changer de logement ni sortir de maison pour entrer en garni, sans autorisation du commissaire de police.

Il leur est défendu de partager leur logement avec un concubinaire ou avec une autre fille, comme aussi de fréquenter les maisons ou établissements publics où l'on favoriserait clandestinement la prostitution.

Elles doivent éviter dans leur mise tout ce qui pourrait blesser la décence et la pudeur; il leur est défendu, notamment en public, de chanter, de tenir des propos indécents ou injurieux.

Défenses expresses leur sont faites de paraître le jour sur la voie publique de manière à s'y faire remarquer, d'y stationner ou circuler après le coucher du soleil, d'y former des groupes, de les attirer ou appeler par quelque signe ou de toute autre manière; il leur est également défendu de les appeler de leurs fenêtres, qui doivent être constamment tenues fermées.

Elles doivent s'abstenir, lorsqu'elles sont dans leur domicile, de tout ce qui pourrait donner lieu à des plaintes des voisins ou des passants.

Défenses leur sont faites de se présenter au-devant des casernes et corps-de-garde, et de recevoir les militaires après l'heure de la retraite.

Il leur est interdit de se placer au théâtre ailleurs qu'aux galeries des secondes ou dans les loges qui, sur leur demande, leur seraient désignées par l'autorité; elles doivent s'y présenter et s'y conduire de manière à ne pas s'y faire remarquer.

Toute fille ou femme publique inscrite qui voudra obtenir sa radiation devra en adresser la demande au maire.

A Paris, dès que l'inscription est achevée, on fait souscrire à la femme inscrite une déclaration et un engagement de se soumettre aux règlements et aux visites sanitaires qu'on leur impose, et la signature de la fille est apposée au bas de la formule imprimée, que l'on conserve à son dossier. La signature est remplacée par un signe quand la fille ne sait pas écrire; voici quelle est cette formule :

« L'an   , par devant nous, commissaire de police, s'est présentée pour être inscrite comme fille publique, la nommée *(nom, prénoms et profession)*, native de   , département d   , demeurant à   , rue   , numéro   , enregistrée d'après décision du   laquelle, instruite par nous des règlements sanitaires établis par la préfecture pour les filles de cette classe, nous déclare s'y soumettre, et s'engage en conséquence à subir les visites périodiques de MM. les Médecins du dispensaire de salubrité, promettant de se conformer strictement à toutes les règles prescrites par la surveillance.

« Le Commissaire de police,
« D....... »

« En foi de quoi elle a signé. »

Cette espèce de contrat a pour toutes les filles publiques une grande importance, en ce sens qu'elles se croient liées à l'administration, qui de son côté donne ainsi une sorte de légalité aux punitions qu'elle inflige. Il serait bien à souhaiter qu'à Clermont on procédât de la même manière.

Moyens qu'emploient les Dames de maisons pour recruter et retenir les Filles publiques. — De la gestion des Maisons de tolérance.

En province, le mode de recrutement employé par les maitresses de maisons pour se procurer des femmes, est presque toujours le même; elles s'adressent, soit sur place aux filles des autres maisons qui désirent changer, soit dans d'autres villes où elles se rendent pour choisir celles qui leur conviennent. En général, c'est à Moulins, Nevers, Limoges ou Saint-Etienne qu'elles vont les chercher; elles s'adressent aux maitresses de maisons et font aux femmes qui leur conviennent la proposition de changer de résidence. Si celles-ci acceptent, les dettes qu'elles ont contractées dans leurs maisons sont payées par la dame qui les emmène et qui devient alors créancière par délégation. Quelquefois c'est aux grisettes mêmes de la ville qu'elles s'adressent par l'entremise de femmes, espèces de Mercures galants, qui jouent également bien les rôles de domestique, confidente et commissionnaire. Comme ces sortes de femmes sont très au courant de la place, il leur est toujours facile de transmettre aux jeunes filles qu'elles savent être dans la gêne les propositions de celles qui les emploient.

Une fois la jeune fille inscrite et installée dans la maison de tolérance, le plus important est de l'y retenir, et de peur que, ayant le regret d'y être entrée, elle ne veuille en sortir, on la pousse immédiatement à faire des dépenses, à contracter des dettes dont l'importance varie suivant les mérites de sa personne. On lui fait d'abord changer de vêtements, acheter du linge, et on lui fait payer le tout deux ou trois fois le prix de sa valeur réelle; de cette manière elles sont liées aux maisons de prostitution tant qu'elles ne peuvent s'acquitter de leurs dettes. En outre, on leur fait payer pension, c'est-à-dire que pour 1 fr. 50 c. à 2 fr. 50 c. par jour, elles sont logées, nourries, chauffées, éclairées, etc.; et lorsqu'il leur arrive de prendre quelque consommation comme extra, on la leur fait également payer deux et trois fois sa valeur ordinaire. Comme elles sont excitées tous les jours à prendre de ces consommations, leur dette s'en accroît d'autant, et par conséquent elles s'enfoncent de plus en plus dans le bourbier de la prostitution.

Dans certaines villes, les filles publiques exercent leur métier dans les maisons de prostitution pour leurs vêtements, leur nourriture et leur logement; les maitresses de maison ne leur donnent rien autre chose, de sorte que l'argent qu'elles possèdent leur est donné par ceux qui les emploient en dehors du prix d'entrée de la maison; c'est ce que les prostituées appellent *recevoir pour leurs gants*. A Clermont cette espèce d'arrangement n'a pas lieu : les filles publiques paient pension comme je l'ai dit plus haut, et sont obligées de s'entretenir à leurs frais de tout ce qui regarde les vêtements et la parure;

mais elles reçoivent de la maitresse de la maison *la moitié* du prix que paient ceux qui vont les fréquenter, et c'est avec cet argent et celui *de leurs gants* qu'elles sont obligées de payer leurs dettes ; ce qui revient à dire qu'elles ne peuvent jamais réussir à s'acquitter. C'est en partie à cette manière d'agir des maitresses de maisons à l'égard des filles publiques, qu'est due l'espèce de *mépris* et de haine dont elles sont l'objet de la part de celles-ci. Cependant quelques-unes de ces maitresses de maisons, mais bien rarement, loin de laisser faire des dettes, s'opposent à ce que leurs femmes fassent de folles dépenses; celles-là sont en général bien vues de leurs pensionnaires, qui s'attachent à elles et se conduisent à leur égard en *honnêtes filles*.

Si les prostituées sont quelquefois bien traitées par les dames de maisons, elles n'ont pas toujours à se louer autant des souteneurs, qui, adonnés pour la plupart aux plus mauvaises passions, exercent sur ces pauvres créatures des violences de tout genre. Ces individus, presque tous les jours ivres, causent dans leurs quartiers du scandale et du bruit que l'administration ne cherche pas à réprimer. Si leurs femmes vont se plaindre, on leur répond en les menaçant. A Paris, au contraire, lorsque pareille chose arrive, l'administration met la femme en demeure de fermer sa maison ou de renvoyer son mari; et souvent cette menace suffit pour faire rentrer celui-ci dans l'ordre, parce que la clôture de l'établissement est sa ruine complète. Cependant il

n'est pas rare de voir des femmes demander aux tribunaux leur séparation (les motifs sont toujours en assez
grand nombre); si le tribunal prononce la séparation
(et c'est la règle), la femme est autorisée à rester dans
la tolérance et à requérir la garde pour arrêter le mari,
s'il voulait en troubler l'exercice.

Pour qu'une femme mariée ou une fille qui a déjà
exercé le métier de prostituée puisse tenir une maison
de tolérance, il faut qu'elle présente à l'administration
des garanties suffisantes pour bien gérer un pareil établissement.

Il faut qu'elle soit majeure, qu'elle soit propriétaire
de tout le mobilier qui garnit la maison, et qu'elle jus-
tifie du consentement écrit du propriétaire de la maison
et du principal locataire s'il y en a un. Toutes les fois
qu'un bail expire, elle doit obtenir de nouveau l'agrément de l'administration, qui peut alors profiter de
l'occasion pour retirer l'autorisation, s'il y a lieu, sans
avoir l'air de commettre une injustice. Elles doivent
faire inscrire dans les vingt-quatre heures sur leur
livret les filles qui se présentent et qu'elles reçoivent,
et les faire enregistrer au bureau dans les trois jours;
elles doivent également avertir l'administration des
changements qui surviennent dans le personnel de
leur établissement. Il leur est défendu d'avoir chez elles
des enfants au-dessous de quatre ans, soit à elles soit
à leurs femmes. Elles doivent veiller à ce que les appartements soient dans un état convenable de propreté et
de salubrité.

Lorsqu'elles veulent se retirer, il faut qu'elles en avertissent l'autorité et qu'elles obtiennent son consentement à la cession de la tolérance. L'administration est en quelque sorte forcée d'autoriser quand la personne présentée réunit les conditions exigées ; car ces maisons sont ordinairement pour ceux qui les exploitent une fortune dont il serait injuste de les déposséder, eux ou leurs héritiers (1). Quelques-unes se sont vendues des prix exorbitants et presque aussi cher que des places de notaires ou d'avoués ; aussi, quand par une mesure administrative provoquée par une faute grave, une de ces maisons est fermée, c'est la ruine de ceux qui en sont les propriétaires.

A Clermont, les règlements ne parlent pas des maisons de tolérance, et celles-ci, sans être aussi chères qu'à Paris ou à Lyon, trouveraient certainement de nombreux acquéreurs, si quelqu'une était à vendre. Ce sont presque toujours d'anciennes filles publiques qui exploitent ces maisons ; et si elles ont de l'ordre, il est rare qu'elles ne fassent pas bientôt de brillantes affaires, qui leur permettent de se retirer et céder à d'autres, soit en vendant complètement, soit moyennant une rente annuelle qui varie entre trois et sept mille francs.

(1) Parent-Duchatelet.

DEUXIÈME PARTIE.

Prostitution clandestine.

> La débauche, sous quelque point de vue qu'on l'envisage, est une cause destructive des mœurs raisonnables. Elle diminue les forces morales, et surtout rend les individus qui s'y livrent incapables d'aucun sentiment de vertu publique et de patriotisme.
>
> J.-J. ROUSSEAU.

« La prostitution clandestine, dit Parent-Duchatelet, est celle qui s'exerce dans l'ombre, qui fuit l'éclat et la publicité, qui se cache sous les formes les plus variées, et qui ne se soutient que par la ruse, la fourberie et le mensonge. »

A Clermont, ce genre de prostitution, dont la plupart des gens du monde ignorent l'existence, s'exerce sur une très-grande échelle, à ce point, qu'on peut avancer, sans craindre d'être taxé d'exagération. qu'une jeune ouvrière sur dix est pourvue d'un amant, ou se livre au public soit dans les maisons de passe, soit dans son propre domicile ou dans celui des jeunes gens qui l'accostent le soir.

Parmi toutes celles qui se prostituent ainsi en dehors de la surveillance administrative, on peut admettre trois classes :

1° Les grisettes ;

2° Les femmes entretenues ;

3° Les rouleuses.

Grisettes.—Les grisettes se recrutent parmi toutes ces jeunes ouvrières sans fortune qui fréquentent les ateliers de couture, de modes ou de lingerie, et où elles ont de la peine à gagner *quatre à dix francs* par mois. Celles qui peuvent échapper à la surveillance de leurs parents (quand ceux-ci ne sont pas complices), cherchent dans ce nouveau métier, les unes à augmenter leur salaire insuffisant (c'est le plus petit nombre); les autres, des occasions de s'amuser, de faire ce qu'elles appellent *la noce*, et de se donner une toilette que leurs moyens ne peuvent leur permettre. L'amour de la toilette, en effet, est à Clermont poussé à un tel point, qu'il suffit à lui seul pour en exciter un grand nombre à se prostituer.

C'est en général dans les maisons de passe qu'elles se rendent pour faire *leurs parties*, ou bien encore dans la chambre d'une amie, qu'elles font, dans ce cas, participer au bénéfice obtenu. Quand il y a des troupes tenant garnison, elles se rendent presque tous les soirs dans les chambres des officiers, qui les recherchent, et

qu'elles préfèrent, parce qu'elles espèrent que ces messieurs, étrangers à la ville, et ne les connaissant qu'imparfaitement, ne pourront pas commettre à leur égard
des indiscrétions qui les signaleraient à l'attention du
public, de leurs parents, et surtout de la police.

Les grisettes qui sont inoccupées pendant la journée,
cherchent ordinairement un amant qui puisse les aider
un peu, et dont elles partagent quelquefois le domicile;
mais comme ces jeunes gens, pour la plupart ouvriers
ou employés, ne sont pas en position de satisfaire leur
goût de dépense et de toilette, elles s'adressent aux
maisons de passe, et *supplient* même les maîtresses de
ces établissements de penser à elles, *si quelqu'un se présente.*

Femmes entretenues.—« La femme entretenue est celle
qui se donne à un homme à loyer; elle a un amant qui
paie, dont elle se moque et qu'elle dévore; et un autre
à son tour qu'elle paie et pour lequel elle fait mille
folies. Les femmes de cette classe sont en général incapables d'un sentiment d'attachement même passager;
elles se regardent comme une marchandise au service
de celui qui l'achète le plus chèrement; » cela est si
vrai que, partout où il en existe, on les connaît
moins par leurs noms que par le chiffre qu'elles mettent à leurs faveurs. En Perse, par exemple, où les
femmes entretenues font la majeure partie des prostituées, on remplace leur nom, quand on veut les

désigner, par celui du prix pour lequel elles se donnent. A Clermont, tout le monde sait qu'il y a des
exemples de semblables substitutions de nom, et il en
est de même dans toutes les villes. Elles habitent ordinairement des appartements bien meublés, et étalent
dans les rues et les promenades une toilette riche et élégante, à l'achat de laquelle leur amant a la bonhomie
de croire avoir seul contribué. Paresseuses, gour-
mandes, avides de luxe et de nouveaux plaisirs, elles
trouvent toujours insuffisantes les ressources de leurs
entreteneurs, quelque grandes qu'elles soient, et vont,
pour trouver les moyens de satisfaire leurs goûts de
dépense et de prodigalité, exploiter leur industrie clandestine dans les maisons de passe de premier ordre, où
l'on ne reçoit que des gens riches, qui, par un caprice
que je ne cherche pas à expliquer, fuient les douces
jouissances du foyer domestique, et s'exposent ainsi à
compromettre par leur inconstance leur santé et celle
de leur famille, tout en payant chèrement les charmes
qu'on leur loue.

Rouleuses. — Les rouleuses forment une classe à part
et bien tranchée des prostituées clandestines. Elles n'ont
pas de domicile fixe et couchent dans des garnis du plus
bas étage et même dans les champs pendant l'été; leur
mise sale et dégoûtante inspire une répulsion telle, que
c'est avec la plus grande peine qu'elles peuvent trouver
quelque travail et gagner de quoi vivre. C'est dans les

chemins détournés, dans les vignes ou dans les champs
de blé qu'elles mènent les soldats qui les accostent et
qui sont leurs clients habituels. Ce sont aussi ces femmes qui, le plus souvent, leur ont communiqué les
maladies, quand ils en sont atteints.

A ce sujet, je dois entrer dans quelques détails qui
démontreront, je l'espère, que les accusations dirigées
contre les médecins des dispensaires n'ont aucun
fondement.

Toutes les fois qu'un militaire, de quelque grade
qu'il soit, est atteint de maladie vénérienne, il est tenu
de le déclarer au chirurgien sous peine d'être puni, et
de dénoncer la femme qu'il soupçonne lui avoir communiqué la maladie. Comme en général les militaires
ne s'en tiennent pas à la même femme, et qu'ils en
fréquentent souvent un grand nombre d'autres pendant le temps qui s'écoule entre l'instant de l'infection
et celui de l'apparition des premiers signes de la maladie, ils sont disposés à dénoncer la dernière femme
avec laquelle ils ont eu des rapports dans les maisons
de tolérance. Or, il est très-rare de voir un militaire
contracter une maladie syphilitique dans une maison
de prostitution, et presque toutes les femmes qui ont
été ainsi dénoncées comme les ayant contaminés, ont
été reconnues saines, même par le chirurgien militaire
envoyé pour faire la contre-visite. Les vraies coupables,
que les soldats *ne peuvent ou ne veulent* pas nommer,
pour ne pas avoir à en rougir, sont, quatre-vingt-dix fois

sur cent, ces rouleuses qui échappent en partie à la surveillance administrative et sanitaire. Il en résulte que l'autorité militaire reçoit de fausses déclarations qu'elle ne soupçonne pas d'abord ; et que, voyant d'une part des soldats malades et d'autre part les certificats de santé des femmes dénoncées, elle se trouve naturellement portée à croire que le médecin du dispensaire a mis de la négligence dans son exploration, ou bien même à supposer chez lui un défaut de connaissances suffisantes.

Monsieur Michel Lévy, dans son *Traité d'hygiène publique et privée*, tome II, page 752, semble également donner à entendre que, si les médecins militaires étaient admis à passer les visites des prostituées, celles atteintes de maladies contagieuses auraient moins de chances de passer inaperçues, et que par conséquent leur séquestration, rendue plus inévitable, produirait une notable diminution du nombre des militaires atteints de maladies vénériennes ; mais que, si l'extension de la syphilis et sa persistance dans les villes de garnison sont aussi constantes, cela tient à un certain nombre de causes au nombre desquelles je suis grandement étonné de trouver celle-ci : L'INSUFFISANCE DES EXPLORATIONS CONFIÉES A DES MÉDECINS CIVILS, QUI ÉCARTENT SOUVENT LE CONTROLE OU LE CONCOURS DE LEURS CONFRÈRES DE L'ARMÉE.

Où donc M. Michel Lévy a-t-il trouvé que les explorations faites par les médecins civils fussent incomplètes et insuffisantes? Et sur quoi se fonde-t-il pour avancer que le contrôle des médecins militaires rendrait ces explorations plus efficaces et plus sûres? Serait-ce par hasard sur *la grande expérience et la longue pratique* de nos confrères de l'armée touchant les maladies contagieuses des femmes prostituées? Jusqu'à ce jour j'avais cru que les troupes françaises se composaient seulement d'individus mâles, et que par conséquent, si les médecins militaires sont rarement appelés *à voir* des femmes, ils ne peuvent en aucune façon acquérir, en ce qui concerne leurs maladies, surtout les maladies vénériennes, cette sûreté de diagnostic et cette expérience dont sont doués presque tous les médecins qui s'occupent spécialement de cette partie de notre art.

Il paraît qu'il en est autrement. Tant mieux pour nos confrères militaires en général, et en particulier pour M. Michel Lévy, qui prend soin de nous l'annoncer. Quant à l'accusation que celui-ci nous lance, d'écarter le contrôle ou le concours des médecins militaires, je lui répondrai que jamais nous n'avons repoussé le concours de nos confrères de l'armée, pour lesquels nous avons une grande estime, et que nous sommes toujours heureux de trouver près de nous; mais que toujours nous repousserons de leur part un contrôle qui nous serait imposé; M. Michel Lévy doit en comprendre les raisons.

Parmi un grand nombre de faits que je pourrais

citer à l'appui de ce que je viens de dire, je me contente de raconter le suivant.

Il y a quelque temps, dans une ville munie d'un dispensaire, trois jeunes officiers envoyés à l'hôpital pour une maladie vénérienne, crurent échapper à la nécessité de dénoncer celles qui les avaient si bien dotés, en déclarant qu'ils n'avaient eu des rapports qu'avec des femmes *comme il faut et mariées.*

Leurs chefs, ne tenant aucun compte de cette circonstance, qui semblait à ces jeunes gens devoir les affranchir de révélations plus positives, les contraignirent à mieux préciser leurs déclarations. Ceux-ci dénoncèrent alors deux filles publiques qu'ils connaissaient depuis peu, et qui la veille avaient été soumises à la visite ordinaire et reconnues saines. On fit passer à ces prétendues coupables une contre-visite qui eut pour résultat de confirmer leur état de santé. L'autorité militaire, mécontente cependant de se voir trompée, ou soupçonnant peut-être chez le médecin du dispensaire un défaut de connaissances suffisantes, en écrivit à l'autorité civile et envoya un aide-major pour *contrôler* une nouvelle visite. Mais ce fut en vain : les femmes dénoncées étaient saines, et les officiers furent cette fois obligés de signaler, sous peine de punitions sévères, celles qui les avaient infectés. Ce fut donc avec une grande répugnance qu'ils indiquèrent deux de ces rouleuses des plus sales et des plus dégoûtantes, non assujetties aux visites périodiques, et qu'ils n'avaient pas osé dénoncer d'abord, pour échapper à la honte d'avouer qu'ils avaient eu des rapports avec de telles femmes.

Je ne sais à quoi attribuer la répulsion qu'ont presque toutes les femmes de notre pays pour les ablutions et autres soins de propreté. Ce défaut de soins qui les caractérise presque toutes, et qui en apparence ne peut être soupçonné, est bien certainement la cause première de plusieurs affections tout au moins incommodes pour elles, et capables, *dans certaines circonstances*, de communiquer à leurs maris des écoulements quelquefois très-douloureux. Ce que je dis des femmes d'un certain rang, doit s'appliquer encore bien davantage aux filles publiques en général, mais surtout aux grisettes, et plus encore aux prostituées de la classe la plus inférieure. Quant aux femmes entretenues, elles ont en général un soin extrême de *toute* leur personne; et cette habitude de propreté qu'elles ont acquise dans la longue expérience de leur métier et par le contact de la haute société qui les fréquente ordinairement, peut bien avoir quelque influence sur la recherche dont elles sont l'objet de la part de certains hommes.

Il ne suffit pas toujours que les filles clandestines soient soumises à des visites périodiques, si le médecin appelé à donner son avis sur l'état de leur santé ne peut les faire séquestrer que pour des *maladies contagieuses* et non pour défaut de propreté; cependant, combien de fois ce manque de soins n'a-t-il pas été cause d'affections qui ont engagé ceux qui en étaient atteints à dénoncer celles qu'ils croyaient les leur avoir communiquées !

Ce cas s'est présenté souvent ; des individus, militaires ou autres, ont fréquemment contracté des écoulements, pour avoir eu avec des femmes malpropres des rapports immodérés à la suite de libations trop copieuses. Il serait donc à désirer que les médecins du dispensaire prissent des mesures pour que cet état de choses cessât complètement, et que l'administration pût infliger quelque punition à celles qui feraient les récalcitrantes.

Ici se présente une des questions les plus graves qu'on puisse soulever, et des plus difficiles à résoudre : c'est celle de savoir si l'on a le droit d'attenter à la liberté individuelle en forçant les filles non inscrites à se soumettre à des visites sanitaires périodiques et à une partie des règlements auxquels sont assujetties les prostituées. Pour les filles soumises, cela ne fait pas un doute ; en se faisant inscrire, elles ont par cela même admis qu'elles se plaçaient en dehors de l'ordre naturel qui régit la société ; et en passant, pour ainsi dire, un contrat avec l'administration, elles ont reconnu à celle-ci le droit de les soumettre aux divers règlements administratifs et sanitaires. Mais peut-il en être de même à l'égard de celles qui, se prostituant clandestinement, ont un domicile, souvent une famille, ou qui, en travaillant ou par mille autres moyens, peuvent démontrer qu'elles ont des moyens suffisants d'existence? Comment prouver qu'elles se prostituent, alors, qu'il faut la réunion d'un grand nombre de circonstances pour constituer l'état de prostituée, telles que *récidive ou concours de plusieurs faits particuliers légalement constatés, notoriété publique, arrestation en flagrant délit prouvé par des témoins autres que le dénonciateur ou l'agent de police?* Ne pourront-elles pas dire qu'elles ont le droit de recevoir chez elles qui bon leur semble, pourvu que le *repos* des voisins n'en soit pas troublé, et quelle est l'autorité qui s'exposera à outrepasser ses pouvoirs en violant leur domicile alors qu'elles voudront s'y opposer? Ce sont là autant de difficultés insurmontables sous l'empire de notre législation actuelle. On pourra bien les accabler de tracasseries, user de moyens arbitraires pour les faire céder, mais les actes de l'administration n'auront jamais ce cachet de légalité qui leur est indispensable. Quoique tout cède à l'administration, disait M. de Belleyme, un des préfets de police les plus éclairés, et que rien en apparence n'entrave sa marche, un sentiment intérieur lui a toujours dit qu'elle employait des moyens illégaux; qu'elle dépassait les bornes de son pouvoir, que si on lui pardonnait en raison de la population qu'elle régissait ainsi, et des motifs qui la faisaient agir, elle pouvait d'un jour à l'autre *être attaquée et se trouver dans la nécessité de se défendre;* elle a toujours reconnu que la gêne dans laquelle un pareil état de choses la tenait perpétuellement, paralysait ses forces et lui ôtait dans bien des circonstances la possibilité de mettre à exécution certaines améliorations dont la société et les prostituées elles-mêmes auraient tiré de grands avantages. Cet administrateur, dans sa haute sagesse, allait même jusqu'à exiger de ses agents qu'en cas de contravention ils aient à procéder *avec douceur et circonspection*, parce que mieux vaudrait laisser un délit sans répression que de s'adresser à une femme contre laquelle on n'aurait rien à dire.

Il est vrai que, si celle qui se prostitue clandestinement demeure dans un garni, l'autorité pourra toujours l'en expulser en vertu des articles 2 et 4 de l'ordonnance du 16 novembre 1778, articles ainsi conçus :

« ART. 2. — Défendons à tous propriétaires et principaux locataires des maisons de cette ville et faubourgs (Paris), d'y louer ni sous-louer les maisons dont ils sont propriétaires ou locataires qu'à des personnes de bonne vie et mœurs et bien famées, et de ne souffrir en icelles aucun lieu de débauche, à peine de 500 livres d'amende.

» ART. 4. — Défendons à toutes personnes, de quelque état et condition qu'elles soient, de sous-louer jour par jour, huitaine, quinzaine, au mois ou autrement, des chambres et lieux garnis à des femmes ou filles de débauche, ni de s'entremettre directement ou indirectement auxdites locations, sous peine de 400 livres d'amende. »

Ou bien encore en vertu de l'article 5 de la même ordonnance, qui porte :

« ART. 5. — Enjoignons à toutes personnes tenant hôtels, maisons et chambres garnies, au mois, à la quinzaine, à la huitaine, à la journée, d'écrire de suite, jour par jour, et sans aucun blanc, les personnes logées chez eux, et de ne souffrir dans leurs hôtels, maisons et chambres, aucuns gens sans aveu, femmes ni filles de débauche se livrant à la prostitution, le tout à peine de 200 livres d'amende. »

Si l'administration se décidait à invoquer ces articles, qui ont été appliqués de 1845 à 1854 à Paris, les filles clandestines auraient bien vite trouvé moyen de se mettre à l'abri de ces poursuites, qui n'en atteindraient du reste qu'un petit nombre; l'échec qu'éprouverait dans ce cas l'autorité, ne servirait qu'à démontrer son impuissance, et la prostitution prendrait dès lors des proportions effrayantes.

Ces considérations doivent donc engager l'autorité à préférer la douceur et la persuasion aux actes de rigueur, pour obtenir des filles clandestines une soumission qu'elle ne peut exiger. On arriverait bien plus facilement, ce me semble, par le raisonnement et même par quelques égards, à leur faire comprendre que, puisqu'elles se livrent au public, elles s'exposent non-seulement à contracter des maladies, mais encore à les communiquer à d'autres personnes; qu'elles peuvent porter en elles, pendant quelque temps, ces maladies

7

sans le savoir, et qu'ainsi elles compromettent leur santé et celle de la société; que par conséquent il vaut mieux, dans l'intérêt de tous, se soumettre à des visites qui doivent leur être d'autant moins pénibles qu'elles restent ignorées du public, et qu'elles les subissent de la part de médecins de leur choix.

Des Maisons de passe.

Le plus grand de tous les abus que se permettent les hommes opulents est d'employer leurs richesses à séduire l'innocence et à corrompre la jeunesse.

J.-J. Rousseau.

Les maisons de passe sont des maisons qui, sous des apparences convenables, servent aux prostituées clandestines pour y exercer leur industrie. Elles y amènent les hommes qu'elles ont raccrochés ou qui les ont raccrochées, et moyennant une rétribution qu'ils paient l'un ou l'autre, et souvent l'un et l'autre, la maîtresse de l'établissement leur loue une chambre.

On ne compte pas moins de quinze de ces repaires à Clermont, répartis dans tous les quartiers, mais principalement situés dans les rues désertes. Quelques-uns cependant existent dans des rues très-fréquentées, mais ne se font remarquer par aucun signe extérieur.

C'est là que se rendent le soir, et même pendant le jour, ces grisettes qui ont dans le monde l'apparence de l'honnêteté et de la décence la plus trompeuse ; les femmes les mieux entretenues, les courtisanes même, et, ce qu'il y a de plus pénible à dire, la femme du monde, et quelquefois aussi la jeune mère de famille ! C'est dans ces maisons que s'adressent ces hommes qui dans la société jouent le rôle menteur de moralistes, qui se montrent les plus intolérants, et qui, dépouillant tout sentiment d'honneur et de délicatesse quand ils se croient à l'abri du regard des hommes, vont assouvir leur passion brutale sur la beauté indigente et sage que de fallacieuses paroles leur ont livrée (1).

La police, qui connaît toutes ces maisons, a toujours vu sa vigilance mise en défaut par les mille ruses qu'emploient les proxénètes pour éviter les surprises. Elle est dont totalement désarmée pour mettre quelque entrave à cette espèce de débauche privée qui alimente la prostitution publique. Comment, en effet, pourrait-elle surprendre le flagrant délit d'adultère ou d'excitation à la débauche exercée sur des mineures, alors que, pour pénétrer dans ces maisons, qui sont après tout des maisons particulières, il faut qu'elle soit nantie d'un mandat de perquisition, mesure nécessaire, mais qui paralyse trop souvent la promptitude avec laquelle l'autorité doit agir pour faire quelque chose d'utile en cette matière ?

Le seul moyen d'entraver ce genre de débauche, aussi

---

(1) Quelquefois le contraire a lieu, et je saisis avec plaisir l'occasion de le constater. Il m'a été raconté qu'une pauvre jeune mère, abandonnée de son indigne mari, adonné à l'ivrognerie et qui avait vendu tout ce qu'ils possédaient pour se livrer à sa triste passion, s'adressa inutilement *à diverses personnes* pour en obtenir quelques secours; toutes lui refusèrent à cause de la mauvaise conduite de son mari. En désespoir de cause, elle fut obligée, pour donner du pain et des hardes à son enfant, de s'adresser à une maison de passe où elle rencontra un homme opulent qui, lui voyant un air triste et abattu peu commun dans ces sortes de maisons, lui en demanda la cause. Elle lui raconte sa position, et celui-ci, mu par un sentiment de charité, la renvoya en lui donnant l'argent qu'il comptait dépenser en plaisir.

pernicieuse pour la morale que pour la santé publique, serait d'assimiler ces maisons à des maisons garnies, et faire à celles qui les tiennent l'application des articles 2, 4 et 5 de l'ordonnance du 16 novembre 1778 citée plus haut; ou bien de les contraindre à prendre un livret spécial de tolérance, en leur enjoignant de ne recevoir chez elles que des filles notoirement connues pour exercer la prostitution et munies d'une carte que l'administration leur délivrerait dans ce cas, pour constater qu'elles sont soumises à une surveillance sanitaire.

Par ce moyen au moins la santé publique serait sauvegardée, et les bonnes mœurs n'auraient rien à y perdre, puisque, là comme dans les maisons de tolérance, *les habitués* n'y auraient des rapports qu'avec des filles déjà débauchées. Pour assurer la bonne exécution de ces mesures, il leur serait enjoint de se soumettre à des visites toutes les fois que l'autorité le jugerait convenable. On pourrait ainsi plus facilement constater le délit d'excitation à la débauche et dresser des procès-verbaux contre les proxénètes, toutes les fois qu'elles seraient surprises avoir reçu des filles ou des femmes non pourvues de cartes.

Ce serait là une réforme heureuse dont bien des familles sentiraient le prix, et qui empêcherait la plupart de ces marchés honteux qui ont pour but de faire succomber l'innocence de la jeune fille ou la vertu de la mère aux séductions de cet or qu'étalent impudemment ces hommes opulents qui se parent devant le

monde d'un rigorisme que leur conduite dément, et
« qui déclament à tout propos contre ceux qui , plus
ouverts dans leur manière d'agir, sont infailliblement
moins corrompus dans leurs mœurs. »

Sort définitif. — Radiation.

Il serait assez curieux de savoir comment finissent les prostituées de notre ville. Malheureusement le nombre de celles qui ont été rayées des contrôles est trop faible pour qu'on puisse se faire une idée juste de leur sort définitif. Ainsi, sur seize cents prostituées inscrites en vingt-trois ans, sept ont été assez heureuses pour se faire épouser, quarante-huit ont disparu furtivement, huit sont mortes à l'hôpital, cinq ont été réclamées par leurs parents, deux ont été rayées sur leur demande, huit sont entrées au refuge, ce qui fait un total de soixante-dix-huit radiations ou 4,93 pour 100. Ces chiffres, beaucoup trop minimes, n'ont cependant rien qui doive nous étonner ; car, comme je l'ai dit dans la première partie de ce travail, la ville de Clermont n'est en quelque sorte qu'une ville de passage pour les prostituées. Elles se hâtent de se rendre dans des villes plus considérables pour trouver plus facilement les moyens de sortir de leur humiliante position.

J'ai dit que sept avaient trouvé à se marier. Une fut retirée de *maison* par un charcutier, une par un menuisier, deux par des marchands (probablement ambulants), la cinquième par un serrurier, et les deux dernières par d'anciens militaires.

La disparition furtive est, comme on le voit par le nombre, celui de tous les moyens qui est le plus souvent employé par les prostituées pour se soustraire aux obligations de leur affreux métier. Tandis que le chiffre total des radiations s'élève à 3,39 par an en moyenne, celui des radiations pour cause de fuite est de 2,08, c'est-à-dire près des deux tiers. C'est qu'en effet, la majorité de celles qui désirent obtenir leur radiation par dégoût de leur état, sont forcées de rester *en maison* faute de pouvoir être réclamées par quelqu'un, ou bien parce qu'elles ont des dettes trop fortes pour avoir jamais d'autre espoir de les payer que celui de trouver quelque esprit faible qui veuille bien leur faire ce cadeau et les prendre pour concubine ou pour femme; mais le cas est très-rare. De sorte que, quand elles sont trop dégoûtées de leur métier et qu'une occasion se présente de trouver ailleurs des moyens d'existence plus honnêtes, elles sortent de leur *maison* sous un prétexte et ne reparaissent plus; elles se cachent jusqu'à ce qu'elles aient trouvé les moyens de gagner une ville où elles seront inconnues et où en restant sages elles auront la certitude de n'être pas inquiétées. Quant aux vols dont elles se rendent réellement coupables au détriment des maîtresses de maisons qu'elles quittent furtivement sans leur payer leurs dettes, ils sont poursuivis par le ministère public, quand ces dernières se décident à porter plainte, ce qui en général leur répugne beaucoup, pour. ne pas avoir à paraître

en justice, où elles n'ont jamais le beau côté du rôle
à jouer.

Parmi les huit qui sont mortes à l'hôpital, deux ont
succombé aux suites de couches, deux sont mortes de
phthisie pulmonaire, trois de pneumonie, une de péri-
tonite.

Dans le petit nombre de celles qui ont été réclamées
par leurs parents, une l'a été par le père seul, deux par
la mère et deux par des parents autres que le père et la
mère.

Lorsqu'une fille publique veut obtenir sa radiation
des contrôles de la police, il faut, disent les règlements, *qu'elle adresse sa demande au maire*, qui *la
transmet toujours au commissaire en chef, avec invitation
de lui donner les suites dont elle peut être susceptible* (sic).
On peut voir par ce mode de procéder, que la demande
doit être adressée au maire, mais que c'est le commissaire qui autorise ou refuse. Il eût été, ce me semble,
bien plus simple d'adresser la demande à celui qui doit
juger en dernier ressort, puisque, par la teneur même
de la pièce envoyée au commissaire en chef par le
maire, celui-ci paraît s'en rapporter entièrement à la
sagesse de son subordonné. Cela aurait au moins l'a-
vantage de diminuer les lenteurs toujours fort grandes
qu'éprouvent de pareilles demandes ; car en matière de
radiation toute lenteur est une faute grave, en ce
qu'elle porte inévitablement une atteinte sérieuse à la
morale en compromettant un retour sincère vers le

bien. D'ailleurs, si les règlements exigent que la demande de radiation soit adressée au maire, ils exigent implicitement que le maire s'en occupe; c'est à lui de se prononcer après avoir pris les renseignements nécessaires à la police et *avoir même entendu la postulante.* En effet, si dans ce qui régit la prostitution l'arbitraire est la règle ordinaire, ici cet arbitraire doit cesser d'une manière absolue, et le magistrat à qui on s'adresse pour obtenir la radiation, non-seulement doit s'attacher par tous les moyens à la faciliter, mais encore éviter même qu'on puisse le taxer d'indifférence à cet égard.

Lorsque la radiation est demandée par les parents de la prostituée, il n'est fait en général aucune difficulté pour l'accorder; il en est de même lorsqu'elle a pour objet le mariage ou l'entrée dans une maison de refuge. Dans tous les cas de ce genre, notre ville n'a rien à envier aux administrations des autres localités, pour la bienveillance et la promptitude avec lesquelles les choses se font.

Lorsque la radiation est demandée par la fille publique elle-même, la difficulté est et doit être plus grande. En effet, il faut dans ce cas particulier s'enquérir des motifs de la demande et être sûr que ces motifs sont bien véritables; car souvent une prostituée ne demande sa radiation que pour échapper au contrôle et à la surveillance de la police, et exercer plus librement son métier. Dans ce cas, on doit se montrer sévère et refuser; mais, si les motifs paraissent suffisants et si l'on croit pouvoir la lui accorder, il est bon de l'obliger à se soumettre, au moins pendant quelque temps, à la surveillance et même aux visites sanitaires, mais alors faites par un médecin de son choix.

On raie d'office celles qui ont disparu furtivement, et on les réinscrit si elles se présentent de nouveau.

Huit seulement de celles qui étaient inscrites sont entrées au Refuge dans cette longue période de vingt-trois années. Mais si on en trouve un plus grand nombre reçues dans cet asile, elles ont été fournies par la prostitution clandestine. Elles y sont toutes admises gratuitement jusqu'à l'âge de vingt-cinq à trente ans au plus; passé ce terme, on les reçoit, mais à la condition de payer une pension. On suppose dans ce dernier cas, et peut-être avec juste raison, que celles qui ont vieilli dans la débauche ne peuvent avoir une ferme résolution de revenir au bien, et que par conséquent, leur détermination tardive à se repentir n'étant que passagère, elles ne tarderont pas à vouloir rentrer dans ce monde qu'elles seront fâchées d'avoir quitté. Il serait plus charitable néanmoins de les recevoir toutes à titre gratuit, à quelque âge qu'elles se présentent, car rien ne prouve qu'elles n'aient pas le désir de rompre avec leur passé, et que, s'il n'est jamais trop tard pour faire le bien, on doit toujours leur en faciliter les moyens; or, la condition de payer une pension après un certain âge peut en arrêter quelques-unes, qui sans cela auraient pu cher-

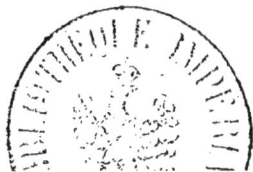

cher dans la retraite, le travail et la pénitence, les moyens de faire oublier leurs désordres et de se réhabiliter aux yeux du monde.

Actuellement, la maison de refuge possède cinquante à soixante filles; elle en reçoit annuellement dix à douze et en place le même nombre dans des maisons particulières, comme domestiques ou comme ouvrières. Leur temps d'épreuve dans la maison est de cinq années, pendant lesquelles on les instruit de tout ce qu'elles doivent connaître pour occuper les divers emplois qu'elles seront appelées à remplir après leur sortie. Je regrette beaucoup que la vénérable supérieure qui est à la tête de cet utile établissement, n'ait pas cru pouvoir me donner des renseignements aussi détaillés que je les lui demandais, sur la manière d'être et les occupations de ces malheureuses; tout ce qu'elle a pu me dire, c'est que leur santé est en général très-bonne, que leurs occupations sont variées, et que leur conduite ne laisse rien à désirer.

Soins sanitaires. — Dispensaire.

Depuis l'époque où la syphilis fit son apparition en Europe, vers la fin du quinzième siècle, jusqu'en 1798, c'est-à-dire pendant près de deux cents ans, je ne sache pas qu'il ait été pris des mesures soit pour en arrêter les ravages, soit pour en amoindrir la gravité. Mais à cette dernière époque, cette affreuse maladie faisait tant de victimes, causait des accidents si terribles, que le gouvernement, en face d'une manifestation presque générale, dut prendre des mesures énergiques pour arrêter les progrès du mal. Il créa un dispensaire où devaient se rendre, pour se soumettre à des visites sanitaires, toutes les filles publiques qu'on avait pu inscrire dans le recensement qu'on en fit alors. Ce ne fut que quelque temps après, en 1816, sous le ministère de M. Becquey, qu'il fut décidé que toutes les principales villes des départements seraient pourvues d'un établissement semblable. Clermont dut avoir le sien, cependant il n'existe aucune trace de sa création dans les archives de la police. Je décrirai donc le dispensaire de notre ville, tel qu'il existe aujourd'hui, et probablement aussi tel qu'il a toujours existé.

Il est situé dans un quartier éloigné du centre de la ville, rue Sous-le-Clos-Ste-Claire, n° 9. C'est un petit local incommode et malpropre, où se rendent les 1er, 10 et 20 de chaque mois, toutes les filles inscrites et quelques-unes des filles clandestines du plus bas étage.

Toutes doivent y être rendues à neuf heures précises du matin, de sorte qu'elles quittent leurs demeures presque toutes en même temps et forment souvent des groupes nombreux qui attirent les regards du public, autant par leur démarche particulière que par leurs singulières toilettes. Comment la morale ne serait-elle pas vivement blessée de semblables exhibitions, alors qu'il peut se trouver sur leur passage des jeunes personnes dont l'attention est attirée par ce spectacle d'un nouveau genre, et dont les oreilles peuvent être offensées par les propos plus que légers qu'on ne se prive pas de leur adresser en passant?

En arrivant, elles déposent entre les mains du commissaire de police leur carte de tolérance, pour être visée ou retenue suivant leur état de santé.

La visite se pratique au moyen du speculum, dans un cabinet placé à côté de la salle d'attente et sur un fauteuil d'une grande incommodité. La muraille contre laquelle il est adossé s'oppose à ce que les filles qui portent un chapeau puissent se placer convenablement, de peur de le froisser en se renversant ; il est également beaucoup trop bas et mal construit, de sorte que le médecin, placé de côté, et obligé de se baisser beaucoup, éprouve une véritable courbature pour peu que la séance se prolonge.

Toutes les filles reconnues saines se retirent avec leur carte visée au moyen d'un timbre humide représentant *un œil*, et apposé dans l'une des trois colonnes en regard du mois où l'on se trouve.

Celles qui au contraire sont atteintes de maladie contagieuse, ne rentrent pas à leur domicile; elles sont retenues jusqu'à la fin de la séance; puis le commissaire les fait conduire au bureau de police et de là à l'hôpital, sans leur permettre de prendre la moindre nourriture. De cette manière elles restent sans manger jusqu'au lendemain matin, après la visite du médecin chargé du traitement.

Ne serait-il pas plus convenable, pour éviter ces promenades scandaleuses, qui se reproduisent trois fois par mois, de supprimer le dispensaire, et de faire la visite dans chaque maison de tolérance, comme cela se pratique dans certaines grandes villes bien administrées?

Le médecin, muni de la feuille de visite, s'y ferait précéder par un agent, qui avertirait les filles de se tenir prêtes, et procèderait à une visite minutieuse de toutes les parties du corps susceptibles de présenter des signes d'infection. Il noterait lui-même sur la feuille les observations pour chacune des filles visitées, et, une fois sa mission terminée dans une maison, l'agent préviendrait les malades d'avoir à se préparer pour aller à l'hôpital quand on viendrait les chercher. On épargnerait de cette manière au médecin ces prières et ces réclamations fatigantes dont il est toujours assiégé au

dispensaire; et de plus on éviterait de donner en spectacle au public la prostitution de toute la ville, spectacle que dans l'intérêt des bonnes mœurs on doit
toujours redouter d'afficher.

Quant aux prostituées clandestines que la police est
assez heureuse pour soumettre aux visites sanitaires,
on peut les diviser en deux classes : 1° celles qui sont
assez riches pour payer un médecin de leur choix par
qui elles se font visiter; 2° celles dont les ressources
sont insuffisantes et qui vont au dispensaire avec les
prostituées inscrites.

J'ai déjà dit que l'administration devait s'estimer fort
heureuse de ne rencontrer aucune opposition sérieuse
de la part des femmes qui exercent la prostitution clandestine et que l'on assujettit aux visites. Par conséquent,
tout en considérant comme plus avantageux que ces
visites fussent faites par le médecin du dispensaire, ce
serait pousser trop loin l'arbitraire de les obliger d'une
manière absolue à ne se servir que de celui-ci plutôt
que de tout autre, surtout si elles lui paient le certificat de santé qu'elles doivent faire parvenir au bureau
de police. Il y a un proverbe vulgaire qui dit : Qui veut
la fin veut les moyens, et qui dans ces circonstances
peut trouver son application. En effet, que désire l'administration en *obligeant* les femmes entretenues et
autres prostituées clandestines à se soumettre à des
visites périodiques? C'est évidemment d'amoindrir les
chances de propagation de la syphilis; or, dans la fausse

position où elle se trouve à chaque instant vis-à-vis cette classe de prostituées, elle doit s'efforcer de ne donner lieu à aucune réclamation fondée, car elle doit se rappeler qu'elle n'a sur ces dernières *aucun droit*, *aucun pouvoir légal*, et que toutes les mesures qu'elle prend pour assurer l'exécution de sa volonté à cet égard, sont des mesures *arbitraires*. Dans l'intérêt même du but qu'elle cherche à atteindre, elle doit donc se montrer moins sévère et *permettre* que toutes celles qui désirent un médecin de leur choix, apportent *toujours* un certificat de ce médecin, à la condition toutefois qu'elles ne pourront en changer que pour des raisons majeures et en avertissant l'administration, qui sans cela pourrait être exposée à accepter des certificats dont elle ne pourrait pas contrôler l'authenticité.

Malgré les soins tout particuliers que met l'administration à ne donner lieu à aucune réclamation contre les mesures qu'elle prend, il s'en élève toujours quelques-unes ; et ce à quoi on devrait le moins s'attendre, c'est qu'elles viennent souvent de la part des gens riches et ayant une position élevée, quelquefois même d'hommes mariés, qui ne craignent pas de compromettre leur dignité et les liens de la famille par de pareilles démarches. Un jour entre autres, il est arrivé au commissaire central, chargé de cette partie du service, quatre réclamations différentes pour la même personne. Les protecteurs (ce n'étaient pas des ouvriers), venaient demander qu'on fit grâce de la visite à leur protégée qui était leur maitresse, répondant de sa sagesse et de sa santé. L'aventure eût été assez piquante, si ces Messieurs s'étaient trouvés en même temps dans les bureaux du commissaire; ils auraient su en sortant à quoi s'en tenir sur la sagesse de leur commune maîtresse. Ces choses-là se renouvellent malheureusement trop souvent, et l'on ne saurait trop louer la prudence de l'administration, qui reste sourde à toutes ces réclamations, autant dans l'intérêt de la société que dans celui des individus qui sont assez aveugles pour ne point comprendre l'imprudence de leur démarche.

L'administration municipale a toujours refusé d'établir le dispensaire dans une partie des bâtiments de la mairie, par la raison qu'il ne convenait pas que l'hôtel de ville fût, plusieurs fois par mois, le rendez-vous de toutes les prostituées de la ville (1). Je conçois parfaitement ces scrupules, et j'y ai répondu d'avance en proposant de remplacer le dispensaire actuel par les visites à domicile. Cependant cette administration ne fait aucune difficulté d'y laisser visiter les prostituées clandestines qui se font arrêter, probablement parce que cela passe inaperçu et que ces faits isolés n'attirent les regards ni l'attention de personne. Pourquoi donc ne permettrait-elle pas d'établir un dispensaire con-

---

(1) La police avait fait à plusieurs reprises la proposition d'établir le dispensaire près de ses bureaux, à la Mairie, dans l'intérêt des bonnes mœurs et de l'ordre public. Ces demandes n'ont pas été prises en considération.

venable à l'usage de la prostitution isolée, près des
bureaux de la police? L'espace ne manque pas ; là du
moins, le médecin inspecteur pourrait sans dégoût
s'y tenir une heure ou deux à chaque visite, et pourrait *être sûr* de l'état de santé de celles à qui il délivre
un certificat (1).

Avec un dispensaire bien tenu, dont personne ne
soupçonnerait l'existence, et où les prostituées clandestines se rendraient isolément, sans attirer l'attention
par une mise extraordinaire, on aurait la presque
certitude d'y voir venir un plus grand nombre de
femmes qui ne sont pas assez riches pour se donner le
luxe d'un médecin particulier, et à qui cependant il
en coûte énormément de se voir mêlées aux prostituées
inscrites, dans l'établissement du dispensaire actuel,
où les conversations bruyantes et obscènes deviennent
le sujet de querelles et souvent de rixes avant l'arrivée
du médecin et des commissaires. Dans ce nouveau dispensaire, on ferait également les contre-visites, c'est-
à-dire les visites supplémentaires que le médecin ou
l'autorité imposerait aux prostituées inscrites ou clandestines reconnues seulement suspectes à la visite ordinaire.

Comme on le voit, on aurait tout avantage à adopter

(1) Actuellement la visite se fait dans un petit local mal éclairé, et dont
on est encore obligé d'amoindrir la clarté en abaissant l'unique rideau qui
s'oppose à la curiosité des passants; de sorte que l'emploi du speculum y
est impossible, et, par conséquent, les certificats de santé risquent beaucoup
de n'être pas toujours vrais.

le système que je propose ; on éviterait ces *processions scandaleuses* qui blessent autant la morale qu'elles troublent le bon ordre. On pourrait plus facilement déjouer ces mille petites ruses employées par les prostituées pour cacher leur maladie au médecin inspecteur. Enfin, par la douceur et quelques ménagements auxquels se montrent toujours sensibles les prostituées clandestines, on éprouverait de leur part moins de résistance pour les soumettre aux visites. Tout le monde y gagnerait ; la morale ne serait plus autant outragée, la santé publique moins exposée, et l'administration n'aurait plus autant à intervenir et à surveiller.

Comme je l'ai dit plus haut, toute fille atteinte de maladie contagieuse est envoyée à l'hôpital, où elle est placée dans la salle Sainte-Pélagie (1), qui contient treize lit. Le nombre de ces lits a été, avec juste raison, jugé insuffisant par l'administration des hôpitaux, qui a fait construire, en dehors des bâtiments de l'Hôtel-Dieu, plusieurs salles contenant un nombre de lits en rapport avec celui des malades (2). La durée du traitement a varié suivant les divers médecins chargés de cette partie du service ; aujourd'hui elle dépasse rarement quarante-cinq jours, et on peut dire que, grâce

---

(1) Il serait peut-être plus convenable de donner aux salles des vénériens et vénériennes des numéros pour les désigner.

(2) Pendant ces derniers temps, on a été obligé de mettre deux malades dans chaque lit et en place d'autres dans les salles des malades ordinaires.

à la fermeté du médecin actuel, pas une ne sort de
l'hôpital qu'elle ne soit parfaitement guérie, ce qui
n'arrivait pas toujours autrefois. Le prix de la journée
a été dans une période de cinq ans de 1 fr. 15 c., de
sorte qu'une vénérienne coûte 51 fr. 75 c. à l'hôpital
pour quarante-cinq jours de traitement. A Paris, le
prix moyen de la journée est de 2 fr. 10 c., tandis que
pour les hommes il n'est que de 1 fr. 88; cela tient à
ce que la durée du traitement chez ceux-ci est beaucoup moindre; en 1855, elle était de vingt-neuf jours
72 centièmes, et pour les femmes 60 jours 30 centièmes.

Toutes les filles prostituées du département, inscrites ou clandestines, qui sont amenées à l'hôpital par
la police pour y être traitées lorsqu'elles sont atteintes
d'une maladie contagieuse, y sont admises gratuitement. Celles, au contraire, qui sont étrangères à notre
département, doivent en entrant payer *d'avance* une
pension de quinze francs pour chaque quinzaine de traitement commencée; si elles appartiennent à une maison
de prostitution, c'est cette dernière qui supporte provisoirement ces frais, qu'elle fait ensuite payer par la fille
malade. Si c'est une clandestine et qu'elle soit dans
l'impossibilité de payer sa quinzaine d'avance, on lui
refuse impitoyablement toute espèce de soins, probablement en vertu de la disposition de la loi de ve-
miaire an XI, qui dit que les malades indige-
vent être traités dans l'hôpital le plus voi-

domicile; de sorte que la police se voit dans l'obligation de la remettre entre les mains de la gendarmerie, pour qu'elle soit conduite à son domicile, à moins de lui laisser la liberté de propager la maladie dont elle est atteinte, ce qui est inadmissible. C'est là, dans l'espèce, une de ces fautes administratives inqualifiables, et qui blessent autant la morale que l'humanité. En agir ainsi c'est méconnaître les intérêts de tous, c'est ne pas vouloir suivre les progrès de notre civilisation humanitaire.

Dans le tableau suivant, que je dois à l'obligeance de M. l'Econome de l'Hôtel-Dieu, on pourra voir pour une période de cinq ans, le rapport qui existe entre les vénériennes inscrites et les vénériennes non inscrites, ainsi que celui qui existe entre les galeuses des deux catégories. C'est sur cette période de cinq années qu'a été prise la moyenne des journées citée plus haut; il est à regretter que le nombre des journées n'y soit point marqué.

1851.	Vénériennes inscrites.....	102	104	207
	Galeuses inscrites........	2		
	Vénériennes non inscrites.	71	103	
	Galeuses non inscrites....	32		
1852.	Vénériennes inscrites.....	102	106	199
	Galeuses inscrites........	4		
	Vénériennes non inscrites.	47	93	
	Galeuses non inscrites....	46		
1853.	Vénériennes inscrites.....	54	62	182
	Galeuses inscrites........	8		
	Vénériennes non inscrites.	67	120	
	Galeuses non inscrites....	53		

1854.	Vénériennes inscrites..... 109	} 111	} 242
	Galeuses inscrites........ 2		
	Vénériennes non inscrites. 59	} 131	
	Galeuses non inscrites. ... 72		
1855.	Vénériennes inscrites..... 116	} 118	} 243
	Galeuses inscrites........ 2		
	Vénériennes non inscrites. 39	} 125	
	Galeuses non inscrites. ... 86		

La moyenne des vénériennes inscrites est de 97 et celle des galeuses inscrites 3,60.

La moyenne des vénériennes ordinaires est de 56,60 et celle des galeuses ordinaires 57,80.

Ces chiffres ont besoin de quelques explications : le nombre des vénériennes inscrites l'emporte de beaucoup sur celui des vénériennes non inscrites ; et cependant il est bien certain que les prostituées clandestines sont celles qui sont le plus souvent affectées de maladies contagieuses de nature vénérienne ; si dans le tableau précédent le contraire semble avoir lieu, cela tient à ce que ce n'est que le plus petit nombre des vénériennes clandestines qui vont à l'hôpital réclamer des soins, et que la majorité se fait soigner en ville ; et la preuve, c'est que, depuis que la police s'est montrée plus sévère à leur égard, on voit le nombre des vénériennes clandestines dépasser de beaucoup, à l'hôpital, celui des vénériennes inscrites, comme on peut s'en convaincre par le tableau qui suit.

Le nombre des galeuses non inscrites est près de dix-

huit fois aussi grand que celui des galeuses inscrites;
cela tient à ce que parmi les galeuses non inscrites, on
a confondu toutes les femmes atteintes de gale, honnêtes ou prostituées clandestines, ce qui pour nous ne
peut pas servir à faire une statistique sérieuse.

Depuis 1857, la police a pris des mesures sévères
pour arrêter la prostitution clandestine et la propagation des maladies vénériennes; aussi la statistique est-
elle plus exacte, et la proportion des malades inscrites
et non inscrites se trouve-t-elle en sens inverse de celle
du tableau précédent :

1857. — 1ᵉʳ SEMESTRE.

La moyenne mensuelle des filles
publiques a été de 62 1/18.

La proportion de celles atteintes
de syphilis a été de 1 sur 36 1/31.

Le nombre de jours passés à
l'hôpital par trente-une malades a
été de 899, soit pour chacune,
en moyenne, 29.

1857. — 2ᵉ SEMESTRE.

La moyenne mensuelle des filles
publiques a été de 67 2/9.

La proportion de celles atteintes
dé syphilis a été de 1 sur 43 2/9.

Le nombre de jours passés à
l'hôpital par vingt-huit malades a
été de 819, soit en moyenne pour
chacune 29,25.

1857. — 1ᵉʳ SEMESTRE.

La moyenne des filles se livrant
à la prostitution clandestine a été
de 44.

La proportion de celles atteintes
de syphilis a été de 1 sur 13 7/8.

Le nombre de jours passés à
l'hôpital par dix-neuf malades a
été de 976, soit en moyenne pour
chacune 51,36.

1857. — 2ᵉ SEMESTRE.

La moyenne des filles se livrant
à la prostitution clandestine a été
de 60 3/6.

La proportion de celles atteintes
de syphilis a été de 1 sur 21 3/10.

Le nombre de jours passés à
l'hôpital par dix-sept malades a
été de 731, soit en moyenne pour
chacune d'elles 51.

1858. — 1er SEMESTRE.

La moyenne mensuelle des filles publiques a été de 62 4/9.

La proportion de celles atteintes de syphilis a été de 1 sur 49 2/6.

Le nombre de jours passés à l'hôpital par vingt-trois malades a été de 275, soit en moyenne pour chacune d'elles 11,95.

1858. — 2e SEMESTRE.

La moyenne mensuelle des filles publiques a été de 59.

La proportion de celles atteintes de syphilis a été de 1 sur 79 3/8.

Le nombre de jours passés à l'hôpital par onze malades a été de 274, soit en moyenne pour chacune 24,90.

1858. — 1er SEMESTRE.

La moyenne des filles clandestines a été de 70 2/6.

La proportion de celles atteintes de syphilis a été de 1 sur 19 1/6.

Le nombre de jours passés à l'hôpital par vingt-deux malades a été de 815, soit en moyenne pour chacune 37,04.

1858. — 2e SEMESTRE.

La moyenne des filles clandestines a été de 72.

La proportion de celles atteintes de syphilis a été de 1 sur 16 4/6.

Le nombre de jours passés à l'hôpital par treize malades a été de 438, soit en moyenne pour chacune 33,69.

Ces tableaux, que je dois à l'obligeance de M. le Secrétaire de la Mairie, démontrent sans replique : 1º que la proportion des maladies syphilitiques est plus grande parmi les prostituées clandestines ; 2º que la moyenne des jours passés à l'hôpital par chacune de ces dernières est plus considérable ; 3º qu'à mesure que la police se montre plus sévère dans la recherche des prostituées clandestines, on en découvre de plus en plus ; 4º qu'on en soumet tous les jours davantage aux visites sanitaires ; 5º qu'enfin les maladies dont sont atteintes ces dernières semblent être plus graves que celles des prostituées inscrites, puisqu'il faut plus de temps pour les guérir.

Ici se présente une question importante et qu'il n'est pas toujours facile de résoudre d'une manière satisfaisante. Doit-on permettre aux prostituées clandestines devenues malades de se faire traiter chez elles? Parent-Duchatelet, dont l'immense expérience en matière de prostitution est incontestable et dont l'opinion doit faire loi, s'exprime ainsi sur ce sujet : « Il est évident que, dans le principe, des motifs d'économie et le défaut d'expérience ont pu seuls déterminer l'administration à favoriser ce mode de traitement ; mais on ne tarda pas à en reconnaître les graves inconvénients........ Les filles isolées venaient rarement aux jours indiqués pour faire constater leur état de santé, et il fallait sans cesse les envoyer chercher par les inspecteurs, ce qui absorbait tout le temps de ces hommes ; rien ne prouvait qu'elles missent en usage les moyens de traitement qu'on leur donnait, ou qu'on leur prescrivait ; et par-dessus tout, on ignorait si pendant ce traitement elles interrompaient l'exercice de leur métier ; je me trompe, tout prouvait qu'elles le continuaient. Comment en effet, auraient-elles pu vivre sans cette ressource, et suffire en outre aux frais du traitement ?

« Une seule classe pouvait offrir quelques garanties à l'administration ; elle se composait de ces filles qui, ayant fait des économies et logeant dans leurs meubles, avaient un intérêt majeur à soigner leur santé et à se guérir promptement ; mais cette classe est tellement minime dans la masse des prostituées, qu'on peut à

peine en tenir compte lorsqu'il s'agit de mesures géné-
rales. »

A quelques exceptions près, aucune des filles exerçant
la prostitution clandestine, à Clermont, ne pourrait
suffire avec ses propres ressources aux frais d'un traitement antivénérien et en même temps à son existence,
sans continuer l'exercice de son métier. Il serait donc
d'un grand intérêt, tant pour leur santé que pour celle
du public, qu'on leur fît comprendre la nécessité et
l'avantage de se faire traiter à l'hôpital. Mais pour
arriver à faire exécuter cette mesure sans opposition.
ne devrait-on jamais perdre de vue la répugnance
énorme qu'éprouvent les clandestines de se trouver en
contact avec les prostituées inscrites, auxquelles elles
prétendent ne pas être assimilées. Il faudrait donc, pour
leur faire accepter sans murmurer ce mode de traitement, tenir compte de leur crainte de se trouver dans
les mêmes salles, et par conséquent les placer dans des
salles à part, mais cependant *sous la surveillance secrète
de l'administration,* qui n'autoriserait leur sortie qu'après
complète guérison. Il faudrait également qu'elles fussent
traitées de manière à ne pas leur faire prendre l'hôpital
en horreur, comme cela a eu lieu presque en tout temps ;
et qu'enfin on les laissât libres de s'y rendre elles-
mêmes et non accompagnées par des agents, ce qui les
humilie profondément et contribue à leur faire chercher
tous les moyens possibles de se soustraire aux diverses
mesures de surveillance administrative et sanitaire.

Du Médecin du Dispensaire.

> Tout médecin qni se respecte et qui veut qu'on
> le respecte dans l'exercice de ses fonctions, doit
> apporter dans les rapports qu'il est obligé d'avoir
> avec les filles publiques, une grande circonspection
> et ne donner lieu, par son laisser-aller, à aucune
> familiarité à son égard.
>
> F. P.

Pour remplir dignement les fonctions de médecin du
dispensaire, dit Parent-Duchatelet, il faut que celui qui
les occupe réunisse un ensemble de qualités indispensables, sans lesquelles il compromet sa dignité person-
nelle, perd la confiance du public et de l'administration
dont il relève, et ne peut faire rien de bien.

Il est nécessaire qu'il ne soit pas trop jeune, de peur
que le public ne puisse se méprendre sur le zèle qu'il
doit apporter dans l'accomplissement de ses devoirs.
Pour le même motif, il est également plus convenable
qu'il soit marié. Il doit avoir une grande moralité et
une réserve extrême dans ses propos, car le monde, qui
malheureusement est toujours disposé à dénaturer les
meilleures intentions et à soupçonner le mal, arrête
plus particulièrement son attention sur ses actions et
ses paroles. Quant au secret que doivent garder tous les
médecins en général et ceux du dispensaire en particulier, il suffit, dit encore Parent-Duchalet, pour en connaître la nécessité, de voir quelle est leur position :

« N'ont-ils pas connaissan des familles auxquelles appartiennent quelques prostituées? Ne savent-ils pas le nom et la position sociale d'une foule de personnes qui prennent toutes les précautions possibles pour agir dans l'ombre, et qui seraient au désespoir s'ils soupçonnaient que quelqu'un de répandu eût connaissance des lieux qu'ils fréquentent et des détails les plus secrets et les plus minutieux de leur conduite? Que penserait-on et que dirait-on de ces médecins, si on les entendait raconter tout ce qu'ils ont appris à cet égard? Pouvant compromettre la paix des familles et faire à quelques-unes des torts irréparables, ne les considèrerait-on pas comme des hommes dangereux dont-il faut se méfier? Qu'ils n'oublient jamais qu'ils seront toujours jugés plus sévèrement que les autres, et qu'ils règlent sur cela leur conduite. »

Si ces qualités sont indispensables à Paris et dans une grande ville, où le cercle des connaissances est plus restreint, combien ne sont-elles pas plus nécessaires encore dans une ville de province, où tout le monde se connait et où l'indiscrétion des filles publiques *de toutes les classes* fait connaître au médecin du dispensaire, les faiblesses et les habitudes de leurs clients, qu'elles ne se font aucun scrupule de nommer?

Si de telles fonctions exigent d'un médecin une prudence et une discrétion éprouvées, que doit-on penser du public, quand on le voit ne tenir aucun compte des qualités de ce fonctionnaire et le reléguer parmi les parias de la médecine et de la société?

Dès qu'un médecin se décide à accepter ces fonctions dans notre ville (1), chacun le fuit et le repousse; sa clientèle, s'il en a une, l'abandonne; et s'il débute, il ne peut s'en créer aucune; il est tellement déconsidéré qu'il lui est impossible de se marier convenablement dans son pays, s'il n'a pas eu le bon esprit de prendre les devants. L'administration même qui lui a donné sa confiance, n'en fait en quelque sorte point de cas et le regarde comme un employé subalterne, dont elle aurait à rougir peut-être, si elle lui faisait l'honneur de quelques invitations officielles. Il ne faut pas que l'on se récrie, les précédents sont là pour répondre et pour démontrer que l'administration et les administrateurs sacrifient, eux-aussi, aux préjugés ridicules du vulgaire.

Quelle est donc la cause de cette déconsidération générale? Faut-il la rechercher dans l'incapacité et l'insuffisance des études médicales de ceux qui acceptent ces fonctions, ou bien dans quelques défauts personnels, ou bien encore dans la crainte que le contact permanent de la prostitution ne fasse de ce fonctionnaire un homme dangereux pour la vertu et les bonnes mœurs? Non, la cause n'en est pas là; l'administration n'accep-

---

(1) Le tableau que j'ai fait de la position du médecin du dispensaire n'a rien d'exagéré, et je suis même convaincu d'être resté au-dessous de la vérité; seulement je dois dire qu'il n'en est pas ainsi pour tout le département : car, dans les autres villes, aux portes de la nôtre, les médecins du dispensaire non seulement sont bien considérés, mais encore ils occupent les positions les plus brillantes dans la société et dans la profession médicale.

terait pas les services d'un homme repoussé par la société pour l'immoralité de sa conduite; et les études lon-
gues et variées exigées d'un médecin dans les diverses
facultés de notre pays, sont une garantie suffisante pour
que l'administration ne soit pas exposée à confier des
fonctions aussi importantes à un médecin qui ne serait
pas capable d'en remplir les devoirs.

La cause s'en trouve dans l'insuffisance du traitement
offert au médecin du dispensaire et dans l'opinion injuste que s'est faite la société à cet égard. Le public
suppose sans raison que le médecin qui accepte ce service, ne le fait que parce que son éducation médicale
incomplète le rend incapable de se créer une meilleure
clientèle, et que par conséquent il doit s'estimer fort
heureux d'accepter les douze cents francs que l'administration lui accorde. Il faut bien avouer aussi que le
médecin donne bien du crédit à ces suppositions, en
acceptant des conditions aussi défavorables après avoir
passé une partie de son existence dans les écoles et avoir
coûté des sommes énormes à sa famille. En acceptant
ces fonctions, que les préjugés publics font regarder
comme dégradantes, il doit être bien pénétré de cette
vérité : c'est que son ambition doit s'arrêter à son traitement. Ses connaissances, ses amis continueront bien
à le voir, un peu moins souvent cependant, mais ne lui
confieront ni leurs femmes ni leurs enfants. Ils redou-
teront sans doute que le monde ne leur fasse un crime
d'avoir accordé leur confiance à un médecin qui a une

Paris , seulement elle ne l'a imitée que d'une manière incomplète. Comme Paris, elle ne veut pas imposer la prostitution , et cependant elle ne pourvoit pas *gratuitement* comme la capitale aux soins des malades étrangères que l'administration des hôpitaux de notre ville , tout aussi honorable, mais moins scrupuleuse, fait payer, *et d'avance,* sans craindre de se salir les mains , de compromettre sa dignité , ni de blesser la morale en exigeant l'argent de la débauche pour prix des soins qu'elle leur donne.

Pourquoi donc l'administration municipale n'imiterait-elle pas celle des hôpitaux ? Et puisqu'elle n'est pas assez riche pour rétribuer dignement celui que l'esprit arriéré de notre pays fait repousser de tous , pourquoi n'essaierait-elle pas d'imposer une taxe sur la prostitution , au moins jusqu'à ce que ses ressources lui permissent de la supprimer ? Toutes les prostituées , toutes les maîtresses de maison que j'ai interrogées à ce sujet m'ont répondu qu'elles se soumettraient volontiers à une taxe, même assez forte, pourvu que la visite se fît à domicile , afin de supprimer ces promenades *inconvenantes (sic)*, pendant lesquelles leurs filles sont exposées aux grossièretés que les passsants ne manquent pas de leur prodiguer, pourvu aussi que le traitement des malades d'origine étrangère fût gratuit. Donc de ce côté on n'aurait à craindre aucune opposition et aucune réclamation.

L'empêchement d'établir cette taxe trouverait-il sa

cause dans la crainte qu'aurait l'administration de prendre une mesure qui n'existe nulle part? Qu'elle se rassure : elle se trouverait en nombreuse et honorable compagnie. Voici quelques exemples.

Bordeaux possède cinq cent cinquante-cinq prostituées soumises seulement à deux visites par mois; les unes paient un franc vingt-cinq centimes, les autres deux francs cinquante centimes par visite, soit en moyenne par année à peu près dix mille francs; les indigentes sont visitées gratuitement.

Lyon perçoit 22,000 fr. par an pour 696 filles publiques soumises à trois visites par mois, ce qui ne fait pas 20 sous par visite.

Marseille fait payer 3 fr. par mois, et pour deux visites seulement, à 816 prostituées, soit par an 29,376 fr.

Nantes possède 264 filles publiques, qui sont soumises *gratuitement* à quatre visites par mois, mais la ville affecte dix mille francs à ce service.

A Saint-Etienne, les visites se paient 1 fr. 50.

A Alger il y a 508 prostituées passant trois fois la visite chaque mois et payant 3 fr. chaque visite, ce qui fait par an une somme de 54,864 fr. qu'elles versent dans la caisse municipale. En outre, chacune des quatorze maisons de prostitution paie une taxe de 300 fr. par an, comme tenant pension bourgeoise pour leur personnel, soit 4,200 fr.; et elles sont soumises à un droit de patente de 57 fr., qui donne par an 798 fr. La ville reçoit donc de la prostitution 59,862 fr.

Voyons maintenant ce qui se passe à l'étranger.

A Bruxelles il existe 372 filles publiques soumises à deux visites par semaines, qui paient en moyenne 1,25 c. par mois, soit 5,180 fr. par an ; de plus, les tenant-maison, divisés en trois classes, sont taxés suivant le nombre de leur personnel et suivant la classe à laquelle ils appartiennent.

Il en est de même des maisons de passe. Ainsi les tenant-maison de 1re classe paient par mois :

Pour six filles. . . . . 60 fr.
Pour sept. . . . . 68 fr.
Pour huit, ... 74 fr.
Pour neuf. . . . . 76 fr.
Pour dix. . . . . 78 fr.
Et 2 fr. en plus par chaque fille au-dessus de 10.

Ceux de 2me classe paient par mois :

Pour trois filles. . . . . . . 21 fr.
Pour quatre. . . . . 26 fr.
Pour cinq. . . . . 29 fr.
Pour six. . . . . 31 fr.
Pour sept. . . . . 32 fr.
Et 1 fr. en plus pour chaque fille au-dessus de 7.

Ceux de 3me classe paient par mois :

Pour deux filles . . . . 8 fr.
Pour trois. . . . . 11 fr.
Pour quatre. . . . . 13 fr.
Pour cinq. . . . . 14 fr.
Pour six. . . . . 15 fr.
Pour sept. . . . . 16 fr.
Et 1 fr. en plus pour chaque fille au-dessus de 7.

Les maisons de passe de première classe paient 25 fr. par mois; celles de seconde classe 13 fr. et celles de troisième 5 fr.

A Hambourg, il y a 500 filles publiques en ville avec 90 maisons de tolérance et 172 filles hors barrière avec 19 maisons de prostitution. Elles paient : celles de 1re classe, 5,70 par mois; celles de 2e classe, 3,80; et celles de 3e classe, 1,90; ce qui fait en moyenne 22,800 fr. par an.

Enfin, à Turin il y a 750 prostituées soumises à huit visites par mois à domicile; les tenant-maison doivent payer annuellement à l'administration, outre les frais de visite s'élevant à 1 fr., une taxe de :

400 fr. pour la 1re classe	⎫		
200 — 2e —	⎬	1re catégorie.	
100 — 3e —	⎭		
100 — 1re —	⎫		
60 — 2e —	⎬	2e catégorie.	
40 — 3e —	⎭		

Les prostituées isolées paient 1,50 par chaque visite.

Les livrets sont en outre vendus 2 fr. aux prostituées de première classe au moment de leur inscription, 1 fr. à celles de deuxième classe, et 0,60 à celles de troisième classe. Dans les villes qui ne prélèvent aucune taxe, les soins sont également gratuits. Strasbourg, Nantes, Berlin, Berne, Christiania, etc., sont dans ce cas.

Clermont donc, qui n'a pas des ressources suffisantes,

pourrait provisoirement imposer une taxe qui lui permettrait de faire des améliorations nécessaires et importantes. Ainsi, en faisant payer chaque visite 2 fr., cela donnerait 360 fr. par mois ou 4320 fr. par an. En imposant également une somme de 50 fr. par an à chacune des treize maisons existantes, on aurait par année 650 fr., qui, ajoutés à la somme précédente, donneraient un total de 4,970 fr. Chaque livret pris serait payé 50 c., soit en moyenne par an 50 fr.; il serait juste d'imposer chaque maison de passe et leur faire payer comme aux maisons de tolérance une somme annuelle de 50 fr., ce qui ferait à peu près chaque année 500 fr. Les prostituées clandestines qui fréquentent les maisons de passe, étant tenues d'être munies d'un livret spécial pour y être reçues, et leur nombre tendant tous les jours à s'accroître, devraient également être soumises à une taxe; soit par exemple 1 fr. pour le livret et 1 fr. pour la visite au dispensaire. En en comptant en moyenne soixante par mois, cela fait d'abord 60 fr. pour les livrets et 2,160 fr. pour les visites. Quant aux clandestines qui préfèreraient se faire visiter par leur médecin, il serait injuste de leur imposer une taxe pour les visites que le médecin de l'administration ne leur passerait pas. Donc, en additionnant, l'administration se trouverait recevoir 7,740 fr. Avec ces ressources on pourrait donner des appointements de 2,500 à 3,000 fr. au médecin du dispensaire, payer à l'hôpital les frais de traitement des malades étrangères au département, frais qui s'élèvent en moyenne à 1,500 journées par an, soit 1,500 fr. En effet, la moyenne des prostituées malades, en cinq ans, a été de cent, et en admettant que toutes aient passé quarante-cinq jours à l'hôpital, ce qui est exagéré, elles seraient restées en traitement 4500 journées, à 1 fr., soit 4,500 fr. Mais dans le tableau général qui indique l'origine de chaque prostituée, nous voyons que le département en fournit à lui seul les deux tiers, par conséquent, le tiers seulement doit payer comme étrangères, ce qui réduit les journées à 1,500 fr., il resterait donc en caisse 3,740 fr.

Quant aux prostituées qui trouveraient une occasion sérieuse de cesser leur métier et qui se trouveraient avoir contracté des dettes vis-à-vis leur maîtresse de maison *pour le paiement de la taxe* (1), l'administration, si elle autorise la radiation, fera remise entière de cette dette, qu'elle réclamerait de nouveau si la fille rayée reprenait son ancien métier.

Avant de terminer ce qui regarde le dispensaire, je dois dire un mot d'un projet qui, je crois, est encore à l'étude pour le remplacer, et qui est loin, suivant moi, de répondre aux exigences d'une bonne administration.

Après la mort du dernier médecin du dispensaire, aucun des médecins de Clermont ne pouvant accepter sa succession administrative aux conditions existantes,

_____

(1) Ce sont les maisons qui devraient répondre à l'administration de la taxe des visites de leurs filles.

un de nos administrateurs des plus éclairés et des plus
dévoués aux intérêts de la ville, proposa, dans une
intention louable d'ailleurs d'économie municipale,
d'envoyer toutes les prostituées à l'Hôtel-Dieu pour y
être soumises aux visites périodiques par les médecins
de cet établissement. L'administration municipale
s'entendit donc avec celle des hôpitaux, et l'on offrit
à ces médecins de se charger à tour de rôle de ce service que personne ne voulait. Ceux-ci, qui de tout
temps avaient manifesté une grande répugnance pour
ces fonctions, et avaient rejeté, je crois, autrefois de
semblables propositions, admirent cette fois en principe, dans une réunion qui eut lieu à ce sujet, que,
puisque l'administration des hôpitaux avait pris en
considération la proposition de l'autorité municipale,
il fallait céder de bonne grâce et se partager le service
en y mettant pour condition qu'il leur serait alloué un
jeton de présence de cinquante francs pour chaque
visite, ce qui portait le traitement à dix-huit cents francs
par an ; et après une discussion dans les détails de laquelle je ne veux pas entrer, il fut décidé à la majorité,
moins une voix, qu'une réponse dans ce sens serait
adressée aux deux administrations.

La question en est là ; ce projet, qui en théorie semble réunir toutes les conditions d'une facile exécution,
présente dans la pratique, et pour peu qu'on y réflé-
chisse, des difficultés de plus d'un genre. Si l'administration l'exécute, je suis persuadé qu'il ne se passera

pas un an sans qu'elle soit obligée de revenir à l'ancien
état de choses, et que plus tard elle mettra à l'étude le
projet que je propose.

TROISIÈME PARTIE.

———◆———

Législation concernant la Prostitution.

En matière de prostitution publique, il faut
prendre d'autant plus de soin d'imprimer aux actes
de l'autorité les caractères de la justice et de
l'exactitude, que l'on procède en dernier ressort
et *d'après des règles arbitraires.*

DE BELLEYME.

A Clermont, les premiers règlements concernant les
prostituées et les maisons de tolérance datent de 1836,
époque à laquelle ont été créés les premiers registres
d'inscription. Depuis lors, on ne leur a apporté aucune
modification, quoique l'expérience ait démontré l'im-
perfection d'un grand nombre d'articles qui ne sont
plus en rapport avec les exigences du moment. Frappé
de leur insuffisance, je crois faire une chose utile en
soumettant à l'appréciation de l'autorité, un règlement
que je crois plus digne d'une bonne administration, et
dont j'ai pris un grand nombre d'articles dans tout ce
qui a été fait sur cette matière tant en France qu'à
l'étranger. Je vais d'abord transcrire le règlement actuellement en vigueur, puis à la suite je placerai celui

que je propose, et je terminerai par quelques observations sur les articles qui, bien qu'en vigueur, sont re-
gardés comme lettre morte.

RÈGLEMENT DE POLICE
CONCERNANT LES FEMMES PUBLIQUES.

Nous, MAIRE de la ville de Clermont-Ferrand,

Vu l'article 50 de la loi du 14-22 décembre 1789, et
l'article 3 du titre 11 de la loi du 16-24 août 1790, qui
chargent l'autorité municipale du soin de faire jouir les
habitants d'une bonne police, et par conséquent de prévenir, par tous les moyens possibles, ce qui peut altérer,
soit l'ordre public, par le trouble qu'on y apporterait, soit
la santé des citoyens, par la propagation des maladies contagieuses;

Vu l'article 52, titre 3 de la loi du 10 juillet 1791, duquel
il résulte que toutes femmes ou filles notoirement connues
pour mener une vie débauchée, se placent par cela même
dans un cas exceptionnel;

Vu l'article 10 du titre 1er de la loi du 19-22 du même
mois, portant encore, par exception au droit commun,
que les officiers de police pourront, en tout temps, entrer
dans les lieux livrés notoirement à la débauche;

Vu l'article 8 de l'arrêté du gouvernement du 5 brumaire
an IX (29 octobre 1800), et l'article 2 du décret impérial
du 23 fructidor an XI, qui confèrent à l'autorité municipale l'attribution spéciale de faire surveiller les maisons de
débauche, ceux qui y résideront ou qui s'y trouveront;

Vu les articles 330 et suivants du Code pénal, relatifs à
la répression des attentats aux mœurs;

Vu l'instruction de M. le directeur général de la police
du royaume, en date du 17 octobre 1815, et celle de M. le

ministre de l'intérieur, du 20 août 1833, sur les limites de la tolérance que l'autorité est forcée d'accorder à l'existence des maisons publiques de débauche ;

Considérant que la prostitution est un des fléaux les plus dangereux pour la société ;

Considérant que les maisons de prostitution et de débauche sont ordinairement l'asile des gens suspects ;

Considérant que les lois ont de tout temps appelé sur ces maisons et ceux qui les tiennent, la surveillance de l'autorité et de la police, et ordonné la répression immédiate et sévère de tous actes qui pourraient porter atteinte à la morale et troubler la tranquillité publique ;

Considérant que, si l'on est obligé de tolérer l'existence de pareils lieux dans les villes populeuses, cette tolérance n'ayant d'autre but que d'éviter un plus grand mal, l'autorité municipale, qui a spécialement dans ses attributions le maintien de l'ordre public et l'emploi des moyens qui peuvent tendre à prévenir les délits, est incontestablement investie du droit d'y mettre toutes les conditions et restrictions qu'elle juge nécessaires ou simplement utiles ;

Avons ordonné ce qui suit :

TITRE Ier.

MESURES GÉNÉRALES DE POLICE.

§ Ier.

Des maisons de débauche et de prostitution.

ARTICLE 1er. Il sera dressé, par les soins de la police, un état de toutes les maisons et de tous les appartements notoirement connus dans la ville comme lieux de débauche, ainsi que des individus qui les occupent ou de ceux qui les tiennent.

ART. 2. Ces derniers seront assujétis, sous les peines portées par l'article 475, n° 2, du Code pénal, à la tenue du registre prescrit par l'article 5 du titre 1er de la loi du 19-22 juillet 1791, et dont la formule leur sera délivrée par la mairie. Ce registre devra être représenté à toute réquisition aux officiers de police.

ART. 3. Défenses sont faites à toutes personnes tenant maison de débauche, de recevoir aucune femme ou fille sans l'avoir préalablement inscrite sur le registre prescrit par l'article précédent.

Ladite femme ou fille devra représenter : 1° son acte de naissance ; 2° si elle n'est pas de la ville, son passeport régulier, qui sera déposé au bureau de police en échange de la carte dont la délivrance est prescrite par l'article 11 du présent Règlement.

A défaut de passeport, elle devra représenter ses papiers de sûreté ; faute de quoi elle sera réputée en état de vagabondage et poursuivie à raison de ce délit.

Il sera pris, à l'égard de ceux qui l'auraient reçue, telles mesures qu'il appartiendra.

ART. 4. Toute maison publique de débauche dans laquelle on admettrait, sans la carte ci-dessus mentionnée, des femmes ou filles notoirement livrées à la prostitution, ou dont la position dans certains quartiers de la ville serait intolérable, soit à raison du scandale et des atteintes aux bonnes mœurs qui pourraient en résulter, soit à cause du trouble qui pourrait être porté au bon ordre et à la tranquillité des voisins, sera fermée, après enquête préalable faite par le commissaire de police, et en vertu d'un arrêté du maire, approuvé par M. le Préfet, indépendamment de toutes poursuites, le cas échéant.

ART. 5. Toute personne tenant maison de débauche, qui serait convaincue d'y avoir attiré ou reçu des femmes mariées, ou des filles mineures, sera poursuivie conformément à l'article 334 du Code pénal.

ART. 6. Il est expressément défendu aux filles ou femmes publiques de fréquenter les établissements ou maisons de prostitution tenus clandestinement; ceux qui tiendraient ces établissements seront déférés aux tribunaux.

ART. 7. Défenses sont faites à toute personne tenant maison de débauche, ainsi qu'aux logeurs de filles ou femmes prostituées, d'y avoir cabaret ou d'y donner à boire.

§ 2.

Des femmes ou filles publiques considérées individuellement.

ART. 8. Toute fille ou femme notoirement connue pour se livrer à la prostitution, sera inscrite sur un registre ouvert à cet effet au bureau de police de la mairie.

ART. 9. Cette inscription sera ordonnée par le maire, soit d'office, d'après les informations et renseignements fournis par le commissaire de police, soit sur les plaintes portées par les habitants du quartier, après toutefois vérification des motifs qui auront pu donner lieu auxdites plaintes.

ART. 10. Les filles ou femmes ainsi inscrites se conformeront aux mesures sanitaires ordonnées par l'administration.

ART. 11. Il sera délivré à chacune de ces femmes une carte d'inscription, dont elle devra toujours être munie, pour la représenter à toute réquisition, à tous officiers ou agents de police.

Cette carte contiendra, entre autres indications, les nom, prénoms, lieu de naissance, signalement, et l'énonciation de la demeure de la femme qui en sera porteur.

ART. 12. Les femmes ou filles publiques devront, à chaque changement de logement, en faire, le jour même, la déclaration au bureau de police.

ART. 13. Elles ne pourront refuser d'ouvrir leurs portes, en tout temps et à toute réquisition, aux officiers et agents de police.

ART. 14. Sera considérée comme femme publique, toute fille ou femme, même dans ses meubles, habitant seule, dans la demeure de laquelle il y aura des réunions habituelles d'hommes ou de femmes qui occasionneraient du scandale ou du tapage par une conduite déréglée ou par des scènes de débauche qui seraient de nature à troubler ouvertement et fréquemment le repos des voisins.

Les faits dûment constatés seront dénoncés à M. le procureur du roi, pour être pris, selon les circonstances et la gravité de la contravention ou du délit, et contre qui de droit, telle mesure qu'il appartiendra.

ART. 15. Toute fille ou femme inscrite au registre mentionné en l'article 11, qui désirera obtenir sa radiation, adressera sa demande au maire, lequel, d'après les informations prises sur sa conduite et le rapport du commissaire de police, statuera ce qu'il appartiendra.

ART. 16. Il est expressément défendu aux filles ou femmes prostituées de paraître le jour sur la voie publique (ce qui comprend les rues, places, carrefours, impasses, promenades ou chemins, même les allées de traverse) de manière à s'y faire remarquer.

Il leur est défendu d'y stationner ou circuler après le coucher du soleil, d'y former des groupes, d'aller et venir dans un espace peu étendu, de s'y adresser aux passants, de les attirer ou appeler par quelque signe ou de toute autre manière.

ART 17. Il leur est également interdit d'appeler les passants par signe ou autrement de leurs fenêtres.

ART. 18. Il leur est ordonné d'éviter, dans leur mise, tout ce qui pourrait blesser la décence et la pudeur.

ART. 19. Tout fille ou femme publique qui se livrerait, dans sa chambre ou son appartement, à des scènes de débauche ou de prostitution, de manière à être vue des personnes logées en face ou dans le voisinage, sera, sur la première plainte adressée à l'autorité, arrêtée à l'instant, et poursuivie comme coupable d'attentat aux mœurs et à la pudeur.

Celle qui serait auteur ou complice de rixe, voie de fait et de dispute, soit dans son habitation, soit dans la rue, sera également arrêtée et déposée à la maison d'arrêt, pour être à la disposition de qui de droit.

ART. 20. Défenses sont faites aux filles publiques de se présenter aux casernes et au devant des corps-de-garde, d'accoster les militaires dans aucun lieu public, et de les recevoir chez elles après l'heure de la retraite.

ART. 21. Pareilles défenses leur sont faites de tenir, notamment en public, des propos indécents ou inconvenants, ou de proférer des injures.

Art. 22. Les contrevenants aux dispositions qui précèdent seront traduits par-devant le tribunal de police municipale, pour être poursuivis pour faits de contravention aux règlements de police, sans préjudice des poursuites et peines plus graves qu'ils auraient encourues, à raison de délits et de crimes prévus et qualifiés par les lois et règlements en vigueur, et nommément pour cause d'attentat aux mœurs et de corruption de la jeunesse, lesquelles peines sont déterminées ainsi qu'il suit,

Savoir :

Contraventions aux règlements de police.

Les peines de simple police (pour toutes les contraventions non prévues par le Code) consistent dans l'amende d'un franc à cinq francs, non compris les frais de la pro-

cédure (Code pénal, article 471, n° 15), et en outre, en
cas de récidive, dans l'emprisonnement pendant trois jours
au plus.

Attentat aux mœurs.

Toute personne qui aura commis un outrage public à la
pudeur, sera punie d'un emprisonnement de trois mois à
un an, et d'une amende de seize francs à deux cents francs
(Code pénal, art. 330).

Corruption de la jeunesse.

Quiconque aura attenté aux mœurs, en excitant, favo-
risant ou facilitant la débauche ou la corruption de la
jeunesse de l'un ou de l'autre sexe, au-dessous de l'âge de
vingt-un ans, sera puni d'un emprisonnement de six mois
à deux ans, et d'une amende de 50 francs à 500 francs
(Code pénal, art. 334).

Dans tous les cas, les coupables pourront être mis, par
l'arrêt ou le jugement, sous la surveillance de la haute
police (Code pénal, art. 335).

ART. 23. Les femmes ou filles étrangères à la ville, qui
feraient métier de prostitution, pourront, selon la gravité
des cas, être arrêtées et remises à la gendarmerie, pour
être renvoyées dans leur commune, sous peine, si elles se
représentaient, d'être arrêtées de nouveau, poursuivies
pour fait de vagabondage, et mises, en conséquence, à la
disposition de M. le procureur du roi (Code pénal, art. 720
et suivants, 471, n° 15).

TITRE II.

MESURES GÉNÉRALES.

ART. 24. Toutes les femmes publiques seront assujetties
à la visite trois fois par mois, pour faire constater leur état
sanitaire.

ART. 25. Elles seront divisées en deux classes : la première sera composée de celles qui seront autorisées à se faire visiter chez elles, autorisation qui ne pourra être donnée que par le maire ; la seconde, de celles qui seront visitées dans le local commun.

ART. 26. La visite dans le local commun aura lieu le premier, le dix et le vingt de chaque mois, par le médecin que l'administration aura choisi.

ART. 27. Lorsqu'un des jours de visite se trouvera être un jour férié, la visite sera remise au lendemain.

ART. 28. Le médecin remettra au commissaire de police la feuille sur laquelle il aura constaté le résultat de la visite pour chaque individu, et il sera ordonné, à l'égard des femmes atteintes de maladies vénériennes, telles mesures qu'il appartiendra.

ART. 29. Indépendamment de la carte d'inscription mentionnée en l'article 11, il sera délivré à chaque femme soumise à la visite une carte contenant trois divisions, destinée à recevoir une marque déterminée pour chaque visite que cette femme devra subir dans le courant du mois, et qui sera apposée par le médecin en présence du commissaire de police.

L'empreinte de cette marque, apposée par le médecin sur la carte, constatera, pour chaque femme, l'accomplissement de l'obligation qui lui est imposée de se présenter à la visite.

ART. 30. Il sera dressé un état des femmes qui ne se seront pas présentées ; ces femmes seront considérées provisoirement comme viciées, conduites dans un lieu de dépôt, où elles seront retenues en état d'observation pendant le temps nécessaire pour s'assurer de leur situation sanitaire ; elles seront, en outre, poursuivies par voie de simple police, comme étant en contravention aux règlements.

ART. 31. Les frais de la visite commune seront à la charge de l'administration; ceux de la visite à domicile seront à la charge des femmes qui auront été autorisées à user de la faculté de se faire visiter chez elles.

ART. 32. Tous les individus logeurs de femmes se livrant à la prostitution, seront responsables de la visite des femmes publiques qu'ils logeront, et devront, en conséquence, exiger la représentation des cartes constatant la visite, pour s'assurer si elle a eu lieu.

DISPOSITIONS GÉNÉRALES.

ART. 33. La plus grande surveillance sera exercée sur les individus qui, sans déclaration préalable à la police, consentiraient à affecter, momentanément et par intervalle, tout ou partie de leurs habitations à des actes d'immoralité ou de prostitution.

Ceux qui seraient reconnus avoir exercé ce honteux trafic, seront dénoncés sans ménagement aux tribunaux compétents et poursuivis suivant toute la rigueur des lois.

ART. 34. Toute personne qui donnera à loger en garni à des femmes ou filles notoirement connues pour vivre de prostitution, devra les enregistrer dès leur entrée, exiger d'elles la représentation de leur carte d'inscription, s'assurer dans les vingt-quatre heures, qu'elles y ont fait annoter, par le commissaire de police, la mention de leur nouvelle demeure, ou, si lesdites femmes n'étaient pas nanties de leur carte d'inscription, en faire elles-mêmes immédiatement la déclaration au bureau de police de la mairie, sous les peines portées par l'article 475 du Code pénal, § 2.

ART. 35. Aucune femme ou fille portée sur les registres de la police, ou notoirement connue pour se livrer à la prostitution, ne pourra prendre place ni loge au spectacle, aux premières, à l'amphithéâtre, aux secondes-premières, ni au parquet; en cas d'infraction, MM. les commissaires et agents de police sont chargés de les faire expulser desdites loges ou places ci-dessus désignées. Défenses sont faites aux ouvreuses d'y introduire lesdites filles ou femmes, à peine d'être passibles elles-mêmes des peines portées par l'article 471, n° 15, du Code pénal.

ART. 36. Le présent règlement sera soumis à l'approbation de M. le préfet, et extrait en sera notifié individuellement à qui de droit, par les soins de MM. les commissaires de police.

Fait et arrêté à Clermont, le 14 juillet 1836.

Signé : CONCHON.

Vu et approuvé.

A Clermont, le 21 juillet 1836.

Pour le Préfet empêché :

Le doyen du Conseil de préfecture,

Signé : CHAROLOIS.

Pour copie conforme :

Le Maire,

L. DE CHAZELLES.

Le Maire de la ville de Clermont-Ferrand,

Vu le règlement de police concernant les femmes publiques, arrêté le 14 juillet 1836, et approuvé par M. le préfet le 21 même mois;

Considérant que l'expérience et les observations de MM. les commissaires de police chargés d'assurer l'exécution de ce règlement, ont démontré l'insuffisance de ses dispositions, et qu'il convient d'y pourvoir dans l'intérêt de la morale et de la sûreté publiques;

ARRÊTE :

Article 1ᵉʳ. Les maisons de tolérance ne pourront avoir qu'une porte d'entrée unique; cette porte sera tenue constamment fermée et garnie d'un judas grillé avec volet sur coulisse.

Article 2. Toutes les autres, s'il en existe, devront être condamnées au moyen de verroux intérieurs et de cadenas extérieurs.

Article 3. Les fenêtres du rez-de-chaussée seront garnies de barreaux et de fil de fer treillagé ; les carreaux seront en verre dépoli.

Les fenêtres des étages supérieurs seront garnies de jalousies, qui resteront constamment abaissées. Les croisées auront des petits rideaux très-épais, attachés du haut et du bas.

Article 4. Toute fenêtre dont la clôture complète serait jugée nécessaire, sera bouchée à l'aide de persiennes scellées ; s'il y a croisée, elle pourra être simplement cadenassée.

Dans tous les cas, ces mesures ne pourront être prises qu'en ménageant des moyens suffisants de ventilation.

Article 5. Les maîtresses de maison sont responsables des désordres qui ont lieu, soit à l'intérieur, soit à l'extérieur de leur habitation, par le fait des filles qu'elles logent ou reçoivent passagèrement.

Celles qui ne se conformeraient pas aux obligations qui leur sont imposées, seront privées temporairement ou définitivement de leur tolérance.

Article 6. Le nombre des filles que les maîtresses de maison pourront être autorisées à recevoir, est subordonné à la contenance des locaux qu'elles occupent.

Article 7. Les filles ou femmes de débauche ne pourront se présenter au théâtre qu'en tenue décente, et devront s'y conduire de manière à ne pas s'y faire remarquer; elles ne pourront se placer qu'aux secondes ou aux loges qui, sur leur demande, leur seraient désignées par l'autorité.

Article 8. L'article 12 du règlement précité est ainsi modifié : Lorsqu'une femme ou fille publique voudra changer de logement ou quitter une maison pour se loger en garni, elle ne pourra le faire qu'après en avoir obtenu l'autorisation du commissaire de police.

Il leur est défendu de partager leur logement avec un concubinaire ou avec une autre fille.

Article 9. Le présent règlement ne sera définitif et obligatoire qu'après avoir reçu l'approbation de M. le préfet.

Fait en Mairie, à Clermont-Ferrand, le 22 août 1851.

Le premier Adjoint faisant fonctions de Maire,
Signé H. AUBERGIER.

Vu et approuvé par nous, préfet du Puy-de-Dôme.

Clermont-Ferrand, le 26 août 1851.

Signé CRÈVECOEUR.

Pour copie conforme :

Le Maire,
L. DE CHAZELLES.

PROJET DE RÈGLEMENT
QUE JE PROPOSE DE SUBSTITUER A L'ANCIEN.

TITRE Ier.
Des Prostituées.

ARTICLE PREMIER. Toute fille ou femme notoirement connue pour se livrer à la prostitution, sera inscrite sur un registre ouvert à cet effet au bureau de police de la mairie.

ART. 2. Cette inscription sera faite sur la demande de celle qui viendra la réclamer, et seulement après avoir suf-

fisamment connu et apprécié les motifs qui l'ont déterminée
à se faire inscrire. Elle sera aussi ordonnée par le Maire,
soit d'office, d'après les informations et les renseignements
fournis par les commissaires de police , soit sur les plaintes
portées par les habitants du quartier, après toutefois vérification des motifs qui auront pu donner lieu auxdites
plaintes.

Art. 3. Dans tous les cas, l'inscription n'aura lieu
qu'autant que la demande sera accompagnée de l'extrait
de l'acte de naissance et des pièces constatant l'identité et
la position de la femme, d'un passeport régulier, si elle est
étrangère, ou à son défaut, de papiers de sûreté dont elle
devra toujours être nantie. — Ces pièces resteront au bureau
de police et ne seront rendues qu'en cas de départ ou de
radiation.

Art. 4. Toute femme inscrite s'engagera à se soumettre
aux règlements en vigueur et aux mesures qui pourront
être prises pour en assurer l'exécution.

Art. 5. L'inscription ne pourra être faite que si la femme
est âgée de 18 ans; cependant dans quelques cas exceptionnels elle pourra être faite avant cet âge , mais jamais
avant 16 ans accomplis.

Art. 6. Il sera délivré à chaque femme inscrite une
carte ou un livret couleur lilas, indiquant ses nom , prénoms, son domicile et son numéro d'ordre ; y seront également inscrites les obligations particulières qu'elles ont à
remplir, afin qu'elles ne puissent prétexter cause d'ignorance. — Cette carte ne sera remise qu'après que l'état de
santé aura été constaté.

Art. 7. Il est absolument défendu aux femmes ou filles
publiques de prêter leur carte, et elles devront la présenter
à toute réquisition des officiers ou agents de police. — Si
elles la perdent , il leur en sera immédiatement remis une
autre en *duplicata*.

ART 8. Les prostituées inscrites seront divisées en deux classes :

1° Celles qui habitent dans des maisons de tolérance ;

2° Celles qui seront autorisées à habiter des logements particuliers.

Ces dernières seront désignées sous le nom de prostituées isolées, et leur carte sera de couleur bleu clair.

ART. 9. Toutes les fois qu'elles désireront changer de domicile, elles devront en faire la déclaration au bureau de police et se soumettre à leurs frais à une visite extraordinaire.

ART. 10. Elles devront ouvrir leurs portes en tout temps et à toute réquisition aux officiers et agents de police.

ART. 11. Il est absolument défendu aux prostituées :

1° De sortir de leur logement en état d'ivresse ou avec une mise qui pourrait blesser la décence et la pudeur ;

2° De se tenir à leur fenêtre ou à la porte de leur logement ;

3° De paraître le jour sur la voie publique *de manière à s'y faire remarquer ;*

4° De stationner ou circuler après le coucher du soleil, de former des groupes, d'aller et de venir dans un espace peu étendu, de s'y adresser aux passants et de les attirer ou les appeler par quelque signe ou de toute autre manière ;

5° De recevoir chez elles des militaires après l'heure de la retraite ;

6° De commettre des actes indécents dans les lieux publics et d'y tenir des discours obscènes ; de troubler l'ordre public par du tapage, des cris ou des rixes ; d'injurier les médecins et les agents dans l'exercice de leurs fonctions.

ART. 12. Toute femme ou fille qui sera surprise en contravention aux dispositions précédentes, sera punie administrativement de un à huit jours de prison, indépendamment des poursuites dirigées par le ministère public à raison des crimes et délits prévus et qualifiés par les lois et règlements en vigueur. En cas de récidive, la peine pourra être portée à quinze jours de prison.

TITRE II.
Des Maisons de prostitution et de passe.

ART. 13. Aucune maison de tolérance ou de passe ne pourra être établie sans l'autorisation de l'administration qui pourra toujours la retirer. La demande devra être accompagnée du consentement écrit du propriétaire et du principal locataire, et de l'état des lieux.

ART. 14. Dans aucun cas il ne sera permis à la personne de tenir en même temps une maison de tolérance et de passe.

ART. 15. Toute personne qui aura obtenu l'autorisation de tenir une maison de tolérance ou de passe, s'engagera à se soumettre aux dispositions du présent règlement et aux mesures qui pourront être prises pour en assurer l'exécution.

ART. 16. La cession d'une maison de tolérance ou de passe ne pourra se faire sans l'assentiment de l'administration; l'autorisation de tenir ces maisons ne passera également aux héritiers ou ayants cause qu'avec le consentement de l'administration.

ART. 17. Aucune maison de tolérance ou de passe ne pourra être établie à proximité des maisons d'éducation, d'établissements publics ou d'édifices consacrés aux cultes, ni dans les rues passantes.

ART. 18. Les tenant-maison de prostitution seront tenus d'avoir un livre sur lequel ils devront inscrire toutes les filles ou femmes publiques inscrites qui logeront chez eux, et de se soumettre aux dispositions de l'art. 10 de la loi du 19 juillet 1791, sur l'organisation de la police municipale.

Art. 19. Les tenant-maison ne pourront recevoir et loger chez eux que des femmes ou filles inscrites et après en avoir fait la déclaration au bureau de police.

Art. 20. Ils ne devront pas loger un plus grand nombre de femmes que celui autorisé, et ils devront fournir à chacune une chambre propre et séparée entièrement des autres appartements. Chaque chambre devra être tenue dans un état constant de propreté et munie des choses nécessaires à la toilette.

Art. 21. Les tenant-maison de tolérance ou de passe ne devront jamais donner à boire ou à manger aux individus qui les fréquentent. Leurs croisées et devantures devront être munies de carreaux dépolis ou cannelés; tous les volets de ces maisons auront une même forme et une même couleur. Dans aucun cas, les croisées et les volets ne pourront être tenus ouverts en même temps. — Au-dessus de la porte d'entrée de la maison, le numéro de la rue aura les dimensions de........ et sera d'une couleur uniforme pour chaque espèce de maison.

Art. 22. Le libre accès des maisons de prostitution ou de passe, devra être livré à toute heure du jour ou de la nuit aux agents de la police.

Art. 23. Le présent règlement sera affiché dans chacune des chambres des maisons de tolérance et de passe, et de manière à ce qu'il soit visible.

Art. 24. Les tenant-maison de tolérance ne pourront garder dans leur maison aucun enfant au-dessus de l'âge de quatre ans.

Art. 25. Chaque tenant-maison de tolérance ou de passe, devra payer d'avance une taxe annuelle qui ne pourra être moindre de 50 fr.; en aucun cas cette taxe ne sera remboursée. — Celui qui sera autorisé pendant le cours d'une année à prendre la suite d'une de ces maisons, devra également acquitter la même taxe jusqu'au 1er janvier suivant.

ART. 26. Les contrevenants aux dispositions précédentes, seront punis administrativement d'une amende de 25 à 50 fr., et en cas de récidive, de la fermeture temporaire ou définitive de la maison. — La fermeture temporaire ne pourra aller au-delà d'un mois, le tout sans préjudice des poursuites que pourra exercer le ministère public à raison des crimes et délits prévus et qualifiés par les lois et règlements en vigueur.

TITRE III.
Prostitution clandestine.

ART. 27. Toute femme ou fille notoirement connue pour se livrer à la prostitution clandestine, sera prévenue d'avoir à se munir d'un livret ou d'une carte spéciale dont la couleur sera jaune clair, et de se soumettre aux règlements sanitaires spécifiés par l'article 30.

ART. 28. Sera considérée comme exerçant la prostitution clandestine toute fille ou femme, même dans ses meubles, dans la demeure de laquelle il y aura des réunions d'hommes ou de femmes qui, par leur conduite, occasionneraient du scandale et troubleraient le repos des voisins. — Sera également considérée comme exerçant la prostitution clandestine toute fille ou femme trouvée en compagnie habituelle de prostituées inscrites ou isolées, ou de prostituées clandestines et notoirement connues comme telles.

ART. 29. Les prostituées clandestines ne pourront fréquenter que les maisons de passe et jamais les maisons de prostitution, sous peine d'être inscrites d'office après un premier avertissement.

ART. 30. Les prostituées clandestines seront soumises, soit gratuitement au dispensaire, soit à leurs frais chez un médecin de leur choix, aux visites sanitaires, dont le nombre variera de une à trois par mois. — Une fois qu'elles

auront fait choix d'un médecin, elles ne pourront en
changer qu'après en avoir averti l'administration.

ART. 31. Il leur est expressément défendu de raccrocher
sur la voie publique, ni d'y stationner de manière à s'y
faire remarquer.

ART. 32. Les prostituées clandestines reconnues atteintes
de maladie contagieuse seront invitées à se rendre à l'hôpital pour s'y faire traiter; si elles ont négligé de s'y rendre
le jour même, elles seront recherchées et on les y con-
duira après leur avoir fait subir une détention de deux à
six heures d'emprisonnement dans le lieu du dépôt de la
police. Pendant leur séjour à l'hôpital, leur carte ou livret
leur sera retiré.

ART. 33. Les prostituées clandestines coupables de contravention aux règlements pourront être punies d'un emprisonnement dans le dépôt de la police, qui n'excèdera
pas six heures en hiver et douze heures en été.

TITRE IV.
Dispositions sanitaires.

ART. 34. Toutes les prostituées logeant dans des maisons
de tolérance seront soumises à domicile à trois visites par
mois. — Les prostituées isolées seront également soumises
à trois visites mensuelles, mais au dispensaire, où elles
devront se rendre isolément.

ART. 35. Elles acquitteront d'avance et jusqu'à nouvel
ordre, entre les mains d'un employé spécial, la somme de
six francs par mois.

ART. 36. Elles seront soumises, toutes les fois qu'il sera
jugé nécessaire, à des contre-visites qui seront gratuites. —
Les indigentes seront visitées gratuitement au dispensaire.

ART. 37. Les prostituées inscrites qui seront reconnues
atteintes de maladies contagieuses seront conduites à l'hô-

pital pour y être traitées gratuitement, et pendant ce temps on retiendra leur carte ou livret.

ART. 38. Les prostituées isolées et clandestines qui, pour cause de maladie, ne pourront se rendre à la visite, seront visitées à leur domicile.

ART. 39. Les prostituées enceintes de huit mois seront envoyées à l'hospice jusqu'après qu'elles auront fait leurs couches.

ART. 40. Les tenant-maison et les prostituées devront obéir aux ordres des médecins relativement aux prescriptions hygiéniques qu'ils pourront faire.

ART. 41. Les médecins du dispensaire ne devront dans aucun cas traiter les prostituées atteintes de maladies contagieuses, ni recevoir de rétribution des prostituées ou des tenant-maison. — Ils devront mettre dans l'exécution de leurs fonctions la plus grande diligence, exactitude et ponctualité dans l'intérêt de la santé publique. — En cas d'empêchement de leur part, ils devront pourvoir à leur remplacement avec l'agrément de l'administration.

ART. 42. Les visites seront faites avec le plus grand soin et avec tous les moyens qui, dans l'état actuel de la science, sont reconnus utiles pour rendre plus certain la diagnostic des maladies contagieuses.

TITRE V.
De la Radiation.

ART. 43. Toute prostituée qui désirera obtenir sa radiation devra en faire la demande par écrit au maire, qui statuera d'une manière aussi prompte que possible, après avoir pris les renseignements auprès de qui de droit.

ART. 44. Toute fille qui aura obtenu sa radiation sera soumise, sauf le cas de mariage, à une surveillance *secrète* pendant trois à six mois, afin de constater sa bonne ou mauvaise conduite ; dans ce dernier cas, après l'avoir avertie inutilement, elle sera réintégrée d'office sur les contrôles de la police.

ART. 45. La radiation ne sera jamais accordée pendant le traitement d'une maladie contagieuse.

ART. 46. Si la fille qui a obtenu sa radiation se trouvait dans l'impossibilité d'acquitter les dettes qu'elle aurait contractées pour payer sa taxe, il lui sera fait remise de ces dettes; mais dans le cas de réinscription on pourrait les lui réclamer de nouveau; et si dans les trois mois elle ne s'était pas acquittée, elle sera punie d'un emprisonnement de quinze à trente jours. — Cet emprisonnement la libèrera de sa dette.

ART. 47. L'administration devra toujours encourager la radiation des prostituées que l'on reconnaîtrait susceptibles de revenir à une meilleure conduite.

TITRE VI.
Dispositions générales.

ART. 48. Il est interdit aux prostituées de se placer au théâtre ailleurs qu'aux galeries des secondes ou dans des loges qui, sur leur demande, leur seront désignées par l'autorité. Elles doivent s'y présenter et s'y conduire de manière à ne pas s'y faire remarquer.

ART. 49. Il leur est aussi interdit de partager leur logement avec un concubinaire et même avec une autre femme publique.

ART. 50. Au momént de l'inscription, il sera perçu un droit d'un franc pour la remise de la carte ou du livret; en cas de perte, le duplicata sera payé deux francs. Le prix des différentes taxes sera employé à payer les frais de surveillance, de visite et de traitement.

Comme on le voit, ce dernier règlement diffère essentiellement de celui qui est encore en vigueur aujourd'hui, et qui présente des imperfections telles que, dans toutes les mesures répressives ou administratives actuelles, on agit comme si ce règlement n'existait pas, l'arbitraire le plus absolu étant le seul guide de l'administration.

L'article 6 est tous les jours violé sans que l'administration prenne souci de cette violation; il en résulte que les maîtresses de maison de passe vont, même au milieu du jour, chercher des filles publiques dans les maisons de tolérance pour les livrer aux individus qui s'adressent à elles, et les leur donnent pour des grisettes novices dans le métier et difficiles à se procurer; il m'a été raconté un grand nombre d'exemples de cette supercherie lucrative.

L'article 7 est également éludé aussi souvent qu'on a intérêt de le faire.

L'article 9 est incomplet, puisqu'il ne fait pas mention du mode d'inscription réclamée par la femme elle-même.

L'article 15, qui est un des plus importants sous tous les rapports, est souvent mal exécuté; il arrive quelquefois que les demandes de radiation restent longtemps dans les cartons des bureaux sans qu'on s'en occupe; de sorte que, loin d'encourager ces demandes de radiation par une grande promptitude à statuer, il semble qu'on fasse tout pour les rendre plus difficiles.

L'article 16, au contraire, reçoit une exécution trop rigoureuse, et même il est violé par l'administration dans toutes les circonstances par la manière dont il est conçu. Les prostituées ont le droit de sortir en ville *pourvu qu'elles ne se fassent pas remarquer ;* et cependant on punit impitoyablement celles que l'on rencontre, même isolément, dans les rues de la ville. Il serait pourtant juste et humain tout à la fois de permettre quelques sorties à ces malheureuses, qui manquent d'air et de lumière dans les rues malsaines qu'elles habitent, surtout si leur mise ne les désigne pas à l'attention publique.

L'article 22 démontre, suivant moi, de la manière la plus évidente, que l'administration s'arroge arbitrairement le droit de punir *elle-même* les prostituées délinquantes, puisque dans tous les cas, que l'on a eu bien soin de spécifier dans cet article, on devrait *seulement* les faire juger par le tribunal de simple police.

Dans ce règlement on ne voit inscrit nulle part en quoi consistent les fautes ou contraventions (administratives et spéciales à la prostitution), ni les punitions et peines (également administratives) qui leur sont applicables. Il en résulte qu'une fille publique peut souvent avoir commis une faute ou se trouver en contravention sans le savoir, et qu'elle ignore encore bien mieux la punition qu'elle a encourue pour ce fait. Tout est ici laissé à l'appréciation, au caprice et à l'arbitraire de l'administration; et cette lacune dans le règlement fait que la jurisprudence administrative varie presque autant de fois qu'il y a de nouveaux commissaires, et que telle action est regardée ou non comme une faute suivant les idées particulières des administrateurs qui se succèdent. Actuellement, toutes les contraventions en matière de police générale sont déférées au tribunal de simple police, qui leur fait l'application des articles 471 et 475 du code pénal. Quant aux fautes commises par les prostituées, et dont les tribunaux ne peuvent être saisis, la punition est laissée à l'arbitraire des commissaires chargés de ce service, et hâtons-nous de dire que jamais ils n'en ont abusé, et que souvent même ils se sont montrés pleins d'indulgence tout en paraissant très-sévères.

Dans tous les cas, les punitions se résument en un emprisonnement à la maison d'arrêt de la ville ou en une détention à la chambre de dépôt de la police appelée vulgairement VIOLON.

La durée de la punition varie selon les circonstances; pour la prison, elle est rarement de huit jours et presque jamais un mois; la détention au violon est de deux à vingt-quatre ou même quarante-huit heures, rarement au-delà. Ce violon est situé en contre-bas de la cour de l'hôtel de ville, et ressemble plutôt à une cave qu'à une chambre de dépôt; il est tellement froid et malsain qu'il compromettrait sérieusement la santé de ceux qui y feraient un séjour un peu prolongé; il est

en outre très-éloigné des bureaux de la police et du
corps de garde, de sorte que ceux qui y sont enfermés
et qui se trouvent indisposés ne peuvent être entendus
s'ils appellent. Cette fâcheuse disposition a eu déjà des
conséquences bien regrettables, puisque deux personnes
y ont été trouvées mortes, probablement faute d'avoir
pu se faire entendre. Le froid qu'il y fait en hiver est
tel, que souvent les agents de police de garde pendant
la nuit, mus par un sentiment d'humanité, font sortir
les personnes qui y sont renfermées, afin de leur permettre de venir se réchauffer dans leur salle de garde.
Il suffira certainement de signaler ces faits à l'attention
de l'autorité supérieure pour qu'elle fasse cesser cet état
de choses.

Ce que j'ai dit dans le cours de ce travail répond
suffisamment à l'article 23, que je considère comme
plus dangereux qu'utile.

L'article 30 n'est écrit que pour la forme, et jamais,
que je sache, on n'a mis quelque part en observation
une femme publique soupçonnée d'être atteinte de
maladie contagieuse, à moins que l'on ne veuille parler
du VIOLON.

Dans l'article 33, il est probablement question des
maîtresses de maisons de passe; mais comment cette
surveillance sévère dont on menace *ces individus* s'exer-
ce-t-elle? Il serait bien difficile de le dire; et souvent
même, malgré les plaintes de voisins et de locataires,
certains logements n'en continuent pas moins à servir

de lieu de rendez-vous à des prostituées clandestines de la plus dangereuse espèce, et à entretenir dans tout un quartier un scandale permanent.

J'en dirai autant pour l'article 34, où il est probablement fait allusion aux maisons de tolérance.

Aux considérants, après l'article ainsi conçu : « Vu l'article 8 de l'arrêté du gouvernement du 5 brumaire an IX, etc., » il serait bon d'ajouter : « et d'assurer les moyens de prévenir et d'arrêter les maladies contagieuse, » car sans ce membre de phrase, qu'on a supprimé, l'article est incomplet.

En somme, ce règlement est aussi défectueux que possible, et on peut dire sans crainte qu'il n'est écrit que pour indiquer de ne pas le suivre.

Celui que j'ai proposé, quoique beaucoup plus complet, laisse sans doute beaucoup à désirer; aussi ne le donné-je que comme un projet à discuter, persuadé que la discussion y fera retrancher ce qu'il y a de défectueux et ajouter ce qui peut y manquer de bon et d'utile.

Quand on considère que presque toutes les villes de France ont un règlement particulier concernant la prostitution, et que ces règlements sont différents les uns des autres, on doit regretter que les assemblées législatives aient toujours montré autant de mauvais vouloir et de répugnance à aborder la question si importante de la prostitution, afin de la règlementer d'une manière uniforme dans toute l'étendue du pays. Il serait à souhaiter qu'un homme de bien, représentant du peuple, prît à la chambre l'initiative d'une proposition de ce genre, et provoquât un projet de loi que réclament à la fois les bonnes mœurs et la santé publique.

Ici se termine ce travail, que j'ai cru utile de publier malgré ses imperfections nombreuses, mais dans lequel cependant je crois n'avoir rien avancé qui ne soit l'expression de la vérité.

Je ne l'ai pas écrit pour tout le monde : il s'adresse spécialement aux médecins et aux administrateurs. Je ne l'ai pas écrit non plus avec la prétention d'avoir fait quelque chose de nouveau ni de complet.

Je me suis uniquement et spécialement attaché à tracer l'histoire de la prostitution dans ce qu'elle a de particulier à Clermont. J'ai indiqué les réformes que je crois capables de la rendre moins dangereuse pour les mœurs et pour la santé publique.

Si, aux yeux de quelques gens à vue courte et à esprit étroit, j'ai eu le grave tort de combattre des préjugés dont ils sont les esclaves, j'espère que ceux qui connaissent les faiblesses et les misères de l'humanité, qui, dans les choses de ce monde, se contentent du *passable* en attendant le *mieux*; j'espère, dis-je, qu'ils se mettront à ma place, qu'ils se pénètreront des intentions qui m'ont animé, et qu'ils me tiendront compte des difficultés de tout genre qu'il m'a fallu vaincre pour rassembler les matériaux d'un pareil travail. Ils reconnaîtront, j'en ai l'espoir, que je me suis efforcé de faire une œuvre utile au triple point de vue de la morale, de la statistique et de l'hygiène publique ; et que, si je suis resté loin du but que je voulais atteindre, je n'en ai pas moins cherché à mettre en pratique ce précepte bien connu mais trop oublié : FAIS CE QUE DOIS, ADVIENNE QUE POURRA !

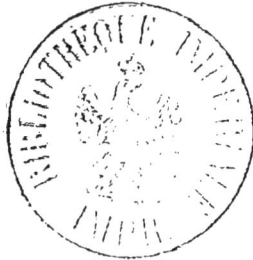

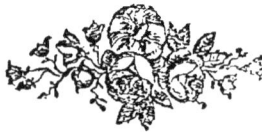

TABLE DES MATIÈRES.

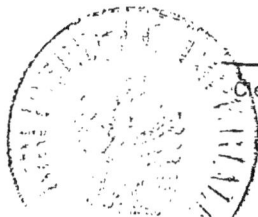

Clermont, typ. de Paul HUBLER, libraire.

www.ingramcontent.com/pod-product-compliance
Lightning Source LLC
Chambersburg PA
CBHW050108210326
41519CB00015BA/3873